KB135160

전립선비대증,
전립선염,
조루, 발기부전
봉침으로 치료한다!

전립선비대증, 전립선염, 조루, 발기부전

봉침으로 치료한다!

안상원 지음

▎머리말

남자들이 가장 관심을 가지고 말하고 듣는 단어 중 하나가 전립선입니다.

인간의 3대 욕구 중 하나인 성욕과 성생활 그리고 살아가면서 가장 중요한 행동인 배설 이중에서도 소변을 보는 행동과 밀접한 관련이 있는 전립선.

건강에 가장 중요한 요소인 잘 먹고, 잘 자고, 잘 배설하는 행동 중 2가지가 동시에 힘들어지는 전립선비대증.

10대 20대 청소년기와 청년층에서는 자위행위에 대한 많은 관심과 끊임없는 논란 그리고 누가 소변이 멀리 나가는지 하는 술자리에서의 내기 등 대부분이 경험하게 되는 전립선과 관련된 에피소드들.

30대 40대 50대 중장년층에서는 발기력, 성 기능, 조루, 전립선염 등 혼자만의 말 못할 고민들과 전립선 건강에 대한 관심들.

60대 이후부터 90대까지 노년층을 괴롭히는 전립선비대증과 야간뇨, 빈뇨, 잔뇨, 급박뇨 그리고 성 기능 저하로 인한 힘든 증상들.

한마디로 남자의 삶은 전립선과는 뗄 수 없는 동반자 관계라고 말할 수 있습니다.

10대 청소년기에는 소변기가 뚫릴 정도로 시원하고 멀리 나가던 소변이 왜 60대 이후부터는 찔끔거리고 시원치 않는 것일까요?

밤에 잠이 들면 아침까지 누군가 깨워도 잘 일어나지 않던 내가 왜 요즘은 하룻밤에 3-4번 이상 소변이 마려워 잠에서 깨는 걸까요?

40대 나이인데도 발기력이 떨어져 고민하는데 전립선과 관련이 있는 걸까요?

전립선비대증 약을 오래 복용하면 발기부전과 성 기능 저하가 발생한다는데 괜찮을까요?

남자라면 누구나 관심이 가는 전립선, 성 기능.

그러나 정확한 정보를 얻기도 힘들고 인터넷에서 떠도는 이야기들은 부정확하며 친구들과 술자리에서는 슈퍼맨이라고 자랑들을 하지만 혼자 있는 시간 동안에는 여러 가지 고민을 하면서 인터넷을 뒤져보고 있는 당신.

잦은 소변과 잔뇨, 급박뇨로 팬티에 소변을 지리기도 하고, 야간뇨 증상으로 자면서 여러번 깨어 화장실에 다녀오면서 부인의 눈치를 보게되는 당신.

어느 순간부터 발기력이 시원치 않고 빠른 사정(조루) 증상으로 좋다는 건 다 찾아다니면서 먹어보고 건강식품도 구입해보지만 여전히 자신감이 저하된 고개숙인 남자 당신.

이러한 말 못 할 고민을 가지고 청담인한의원에 내원하는 다양한 남성질환 환자들을 진료해오면서 경험한 환자들의 고민과 증상 그리고 치료 사례들을 이 책을 통해 여러분들에게 소개해 드리려고 합니다.

남성 전립선에 관한 이 책을 저술하면서 기억에 남는 환자들이 있습니다.

서울 강남에서 유명 기업을 운영하는 모 회장님, 하룻밤에 5-6번씩 야간뇨로 늘 피곤하고 졸립고 무기력을 호소하시던 전립선비대증 환자분,

만성비세균성 전립선염으로 수년간 하루 종일 소변이 마려워 고생중이라는 40대 환자분,

만성전립선염으로 늘 회음부에 테니스공을 깔고 앉은듯한 통증을 호소하던 환자분,

전립선비대증으로 성인 기저귀를 차고 내원하신 70대 어르신까지.

대부분 서양의학적 치료와 자가노력에도 불구하고 증상이 잘 호전되지 않아 한의학적 치료를 시작해 보려는 환자분들이었습니다.

다행히 대부분 환자분들은 1-3개월 정도의 한의학적 치료로 증상이 호전되어 좋아하시면서 치료를 종료하지만 소수의 환자분들은 시간과 비용과 노력을 투자해도 잘 개선되지 않아 힘들어 하시기도 합니다.

한의사가 되어 임상에서 환자들을 진료·치료해온 지 27년

차 이지만 점점 더 질병을 치료하는 데 어려움과 부족함을 느끼고 있는 중견 한의사입니다.

그러나 좀 더 효과적인 전립선 질환 치료를 위하여 1990년대 임상 초창기에는 침, 한약만으로 치료해오다 2000년대부터 봉침, 봉약침 시술을 병행해오고 2018년에는 한방봉독크림으로 특허를 받아 한의원에서 처방도 하고 위너크림 제품을 출시하여 판매 중이며 최근에는 수천 가지의 한약재들 중 "신들의 나무"라고 불리우며 왕들의 자양강장제로 사용되었던 침향을 이용한 치료한약과 제품을 출시하였으며 전립선 온열 마사지기를 개발하여 사용 중입니다.

이러한 많은 임상경험과 노력을 통해 노년층이 늘어나는 이 시기에 많은 전립선 질환 환자들에게 더욱 효과적인 치료법 개발과 자가노력 방법들을 제시하겠습니다.

마지막으로 남성질환 환자들의 진료와 상담을 늘 도와주시는 김민채 원장님과 주식회사 비메디컬 오진우 본부장님, 한홍택 상무님 그리고 전국의 한방남성의학회 원장님들에게 감사의 마음을 전합니다.

한방남성의학회 회장
한방남성네트워크 대표원장
서울 청담인 한의원 원장
한의학박사
대표저자 안상원

목차

01 | 남자들의 보물창고 전립선

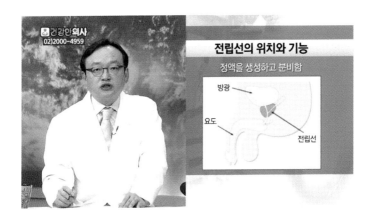

전립선(前立腺)은 "앞에 서 있는 분비선" 이란 뜻으로 영어로
는 "prostate"인데, "앞에 서 있다 : stand before"라는 뜻의 그리스
어인 "prostates"에서 비롯되었다 하며 또는 보호자(protector)의
의미이기도 합니다. 기원전 300년경 그리스의 의학자 헤로필로
스가 고환 앞에 서 있는 장기라는 의미로 지었다고 알려져 있습
니다.

전립선은 사진과 같이 방광 바로 아래 위치한 밤톨 크기만한 특수 지방조직입니다.

전립선의 위쪽에는 방광이 있고, 아래쪽에는 요도조임근이 있는 비뇨생식가로막이 있으며, 전립선 뒤쪽에는 직장이 있습니다.

전립선은 요도를 둘러싸고 있는데, 전립선을 통과하는 요도 부위를 전립선요도라고 칭합니다.

전립선의 뒤쪽 윗부분에는 정낭이라는 장기가 있는데 여기서 정액의 2/3가량을 구성하는 정낭액이 생성되며, 고환에서 만들어지는 정자는 정관을 지나 사정관을 통해 전립선 뒤쪽으로 들어가 전립선요도를 통해 배출됩니다.

또한 많은 신경혈관 다발들이 전립선의 양쪽 외측을 지나가기에 남성의 발기에도 중요한 역할을 수행하며 전립선암 수술 시 이 신경혈관 다발을 제거하면 발기부전이 발생합니다.

또한 전립선은 5개의 구역으로도 나뉘어집니다.
1) 전부(anterior)
   전립선의 1/3을 차지하며 평활근으로 구성됨
2) 말초대(peripheral)
   가장 많은 부분에 해당하며 전립선 샘조직의 3/4을 차지합니다.
   대부분 전립서암이 시작되는 부위입니다. 직장수지 검사에서 잘 만져지는 부위.

3) 중심대(central)

　나머지 샘조직의 대부분에 해당됩니다.

4) 전전립선부(preprostatic tissue)

　방광 바로아래, 전립선의 윗부분에 위치하며 사정 현상 시 정액이 방광으로 역행하는 것을 막아주는 역할을 수행합니다.

5) 이행대(transitional zone)

　전립선을 관통하는 요도를 둘러싸고 있는 부분으로 전립선비대 증상이 시작되는 부위입니다.

전립선의 기능은

1. 방광의 감염을 방지하는 역할을 수행하며

2. 정액의 30%를 차지하는 전립선액을 생성합니다.

전립선액은 정자가 죽지 않도록 영양소를 공급하고 사정한 상태에서도 정자의 활동성을 돕는 역할을 하며 여성의 질 내부가 산성인 반면 전립선액은 알카리성을 띄어 질내로 삽정된 정액속 정자가 난자로 이동하는데 도움을 주는 물질입니다.

고환에서 생성되는 성사는 아주 미숙하여 자체의 운동성도 없고 생식능력도 없다고 할수 있습니다. 이런 정자가 전립선액을 만나 정상적으로 활동성을 가진 건강한 정액으로 만들어지는 것입니다.

또한 전립선액은 구연산, 아연 등이 살균작용이 있어 정자를 감염으로부터 보호하며, 외부로부터 침입하는 세균들의 상행성 감염을 방어하는 중요한 역할도 수행합니다.

전립선은 사정과 소변 배출에 중요한 기관이기에 남자들의 삶에서 떼려야 뗄 수 없는 중요한 위치를 차지합니다.

남자들에게 사정은 청소년기부터 노년층에 이르기까지 한마디로 남성의 상징이라고 말할 수 있을 정도로 중요하며 인간의 3대 욕구 중 하나입니다.

전립선 내부에는 정낭에서 나오는 사정관이 요도에 합류합니다.

평소에는 사정관이 닫혀있다가 사정이 임박해지면 사정관이 열리면서 정낭의 정액이 전립선 안으로 유입되고 전립선액과 합류되어 정액이 완성됩니다.

이때 방광으로 연결된 전립선요도는 닫혀서 정액이 방광으로 역류하는 현상을 막아주며, 사정하는 순간 근육이 전립선을 압박하여 정액을 요도를 통해 성기로 배출되는 현상을 "사정" 이라고 말합니다.

즉 오르가즘을 느낄 때 전립선에 있는 근육들이 수축으로 정액이 전립선 요도를 통해 몸 밖으로 배출되는 현상이 바로 "사정"입니다.

또한 소변의 배출도 전립선의 역할이 매우 중요합니다.

방광에서 내려오는 요관은 전립선이 한가운데를 관통하여 성기로 이어지는데 평상시에는 전립선과 요관이 수축되어 방광의 소변이 새어 나가는 걸 방지하며 소변을 볼 때에는 전립선과 요관이 이완되고 열려 소변이 원활하게 내려가 배출되도록 돕는 구조입니다.

그리고 전립선과 성기로 연결되는 혈관과 신경의 분포가 동일하여 발기력, 사정능력, 조루현상 등 다양한 성 기능에도 밀접한 관련성이 있습니다.

이러한 이유로 전립선은 남자들의 보물창고라고 지칭되며 한평생 남자들과 생노병사를 함께 하는 중요한 기관입니다.

그러나 여러 가지 원인에 의하여 전립선에 문제가 발생하기 시작하면 다양한 소변 증상과 성 기능 저하로 인하여 그때부터 남자들을 힘들게 하며 평생 전립선 질환으로 고생하는 경우도 있으니 많은 남자들이 전립선에 관심을 가지는 것은 당연한 현상입니다.

통계적으로 전립선염은 성인남자 10명 중 1명이, 전립선비대증은 50대 이상 남성 2명 중 1명이 고생한다고 하니 사실은 너무나 많고 흔한 남자들만의 질병입니다.

02 | 한의학에서 보는 전립선

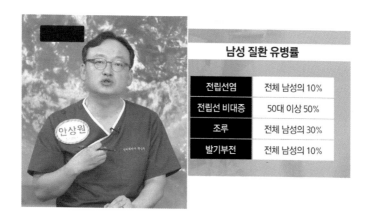

남성 질환 유병률	
전립선염	전체 남성의 10%
전립선 비대증	50대 이상 50%
조루	전체 남성의 30%
발기부전	전체 남성의 10%

한의학에서는 전립선과 관련된 질환을 "융폐(癃閉)", "소변불통(小便不通)", "임병(淋病)" 등으로 분류하여 치료법이 전해져 내려옵니다.

융폐(癃閉)란 노인성 질병이며 늙고 쇠퇴하여 막히는 질병을 의미합니다. 현대의학에서의 병증이 전립선비대증에 해당합니다. 예전에는 평균 수명이 짧아 지금처럼 노년층 인구가 많지는 않았으나 장수를 하는 경우 전립선비대증으로 많은 남자들이 소변이 시원치 않고 잘 나오지 않거나 야간뇨 증상으로 많이들 힘들어했던 것 같습니다.

소변불통(小便不通)은 문자 그대로 소변이 나오지 않는다는 의미이며,

임병(淋病)은 나무에서 물이 떨어지는 형상을 모방하여 소변이 찔끔거리며 나오고 통증이 수반되는 질병으로 현대적으로는 전립선염에 해당합니다.

한방에서는 다음과 같은 원인으로 판단하여 치료한약을 처방합니다.

1. 신양부족(腎陽不足)

신장과 비뇨생식기 계통의 에너지 부족으로 소변이 약하고 잘 나오지 않는다.

2. 신음부족(腎陰不足)

노화와 만성질환으로 음기가 부족해지면 소변이 불통하고 배뇨시간이 오래 걸린다.

3. 사정부족(射精不足)

사정을 너무 오래 참거나 무리하게 억지로 참는 행위를 반복하면 전립선액이 울체되고 기운이 소통되지 않아 소변 문제가 발생한다.

4. 비만과 운동부족

너무 맵고, 달거나, 기름기 많은 것을 과식하거나 과체중이 되면 습열이 방광으로 내려가 배뇨곤란과 빈뇨를 야기한다.

이러한 전립선 질환과 증상들은 수천 년 전부터 많은 남성들을 괴롭혀왔으며 특히 황제나 왕들이 소변증상으로 힘들어할 때 많은 궁중의사들과 어의들이 연구를 거듭하여 좋은 한약재와 처방을 찾는 노력을 하였습니다.

역사서에 나온 기록을 살펴보면 조선시대 9대 왕 성종은 왕후 3명, 후궁 9명에게서 16남 12녀의 자녀를 두었으나 재위 16년부터 임병(현대의 만성전립선염)으로 고생을 많이 하였으며 평생 "청심연자음" 처방을 복용하였다고 합니다.

또한 10대 왕 연산군은 성욕이 과도하여 많은 성관계를 하였으며 이로 인하여 빈뇨(잦은 소변)증상이 발생 "축천환 : 젊을 때 색욕이 과도하여 양기가 탈진할 때 사용하는 처방"을 복용하였다고 합니다.

조선의 20대 왕 경종은 소변을 자주 보는 증상으로 신허증(腎

虛症)으로 진단을 받아 다양한 한약을 복용하였다는 기록도 나옵니다.

지금이나 예전이나 30, 40대 이후의 많은 남성들이 잦은 소변, 시원치 않은 소변, 야간뇨, 소변 시 통증 등 다양한 전립선 증상으로 고생한 것 같습니다.

03 전립선염, 만성전립선염 청장년층이 힘들다?

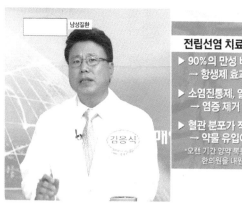

<매일경제tv 건강한의사 : 평택 고치당한의원 김응식 원장>

전립선염은 전립선에 여러 가지 원인으로 발생하는 염증질환으로 성인 남자 10명 중 1명이 고생한다는 통계가 있을 만큼 흔한 질병입니다.

주로 20-50대 청장년층에서 많이 발생하는 질환인데 의외로 전립선염으로 오랜 기간 고생하는 환자들이 많습니다.

그래서 치료하는 의사와 환자 모두가 힘들어하는 질병이며 전립선염에 대한 많은 연구가 진행되오고 있지만 여전히 그 원인 규명과 치료는 어려운 편입니다.

이러한 이유로 미국의 유명한 비뇨기과 전문의들은 전립선염을 "임상적으로 무식함의 쓰레기통"이라고도 표현하며 "전립선 질환들 중에서 검은 양"이라고 지칭하기도 합니다.

즉 정확한 원인과 치료를 알지 못하는 고뇌가 담겨져있습니다.

왜일까요?

전체 전립선염 환자 중 10% 정도는 세균에 의한 전립선염(급성세균성전립선염, 만성세균성전립선염)이며 나머지 90% 정도가 비세균성 전립선염(만성전립선염, 만성골반통증증후군)입니다.

급성전립선염은 대부분 대장균 감염에 의해 발생하며 갑자기 40도 정도의 고열과 오한이 발생하며 증상이 나타납니다.

급성 전립선염(세균성 전립선염)은 비뇨기과에서 항생제 처방과 복용으로 2-3주 안에 호전 및 치료가 가능한 질병으로 한의원에 내원하시는 경우도 거의 없습니다.

그러나 만성비세균성 전립선염과 만성골반통증증후군은 그 원인이 정확히 밝혀지지 않은 상태이며 항생제나 소염진통제를 오랜 기간 복용하여도 증상이 잘 개선되지 않아 한방치료를 많이들 받고 계십니다.

만성비세균성 전립선염 원인

= 피로, 면역력 저하

= 혈액순환 장애

= 전립선 조직과 부근의 경직과 구축

= 잘못된 자세나 생활습관

= 비만 등 성인병

#만성비세균성 전립선염의 증상

= 잦은 소변, 빈뇨

= 잔뇨감

= 배뇨 시 통증

= 요도와 성기, 회음부 통증, 압박감

= 야간뇨, 수면 중 소변

= 만성 피로, 무기력

만성비세균성 전립선염은 비뇨기과 검사 상 병원균이 발견되지 않지만 염증 성 수치가 올라가 있고 환자가 호소하는 증상이 전립선염과 유사한 경우 진단합니다.

세균성 전립선염이 만성으로 이행되기도 하며 어느 순간부터 갑자기 증상이 발생하기도 합니다.

한의학적으로는 체질적으로 신기능이 약한 소양인 체질에서 가장 많이 발생하는 것으로 보며, 기력이 저하된 상태에서 오래 앉아서 생활하거나, 과도한 성생활, 소변을 참는 습관 등이 발병 원인으로 판단하여 체질과 증상에 맞는 치료한약을 처방하고 회음부위와 경혈자리에 봉약침을 시술하기도 합니다.

만성골반통증 증후군

전립선염의 가장 흔한 증상인 만성골반통증증후군은 전립선 비대증이나 성 기능 장애보다 더 고통이 심한 것으로 알려져 있습니다.

= 회음부위가 당긴다, 압박감, 뻐근함
= 사타구니, 하복부, 엉치, 허리에 통증
= 하루 종일 테니스 공을 회음부위에 깔고 앉아 생활하는 것 같은 통증
= 이러한 만성 통증은 일상생활을 힘들게도 합니다.

통증이 동반된 만성비세균성 전립선염 치료는,
통증 발생부위에 직접 봉약침 치료와 더불어 추나요법으로 경직된 연부조직을 이완시키고
틀어진 골반과 고관절을 바로 잡아주는 치료가 효과적입니다.
대부분의 만성전립선염 환자들은 1. 배뇨곤란 2. 성 기능 장애 3. 만성피로 3가지 증상으로 동시에 고통받는 경우가 많아 만성

전립선염 환자의 60% 정도가 우울증이 보인다는 연구결과도 있습니다. 또한 10명 중 7명 정도는 피곤하다, 기운이 없다, 의욕이 떨어진다 등의 피로감과 무기력감을 호소하기에 일반인들이 생각하는 것보다 훨씬 더 일상생활에 고통을 받는 것으로 알려져있습니다.

또한 전립선염이 조루증 원인이라는 연구결과도 있습니다.

실제 진료실에서 보면 전립선염 환자분들이 조루 증상도 호소하는 경우들이 많으며 만성전립선염과 조루증을 동시에 치료하기도 합니다.

소변이 자주 마렵고 시원하지도 않고, 회음부와 사타구니, 성기는 늘 뻐근하고 통증이 느껴지는데 여기에 발기력은 약해지고 사정은 너무 빠르다면 그야말로 남자들에게는 말로 표현할 수 없는 고통으로 다가옵니다.

만약 당신이 전립선염으로 고생하고 있다면 적극적인 식이요법(과일과 야채를 많이 섭취/ 맵거나 자극적인 음식, 술, 카페인 음료 피하기, 물 많이 마시기)과 더불어 반신욕이나 좌욕을 매일 하고, 하루 30분 이상 걷기운동과 정기적인 성생활이나 자위행위를 통한 사정을 권장드립니다.

04 | 만성전립선염 항생제 복용해도
      여전히 힘든 이유는?

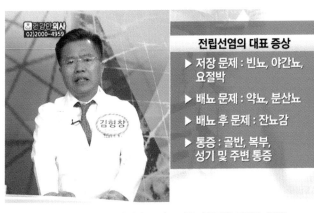

<전립선염의 대표 증상>
▶ 저장 문제 : 빈뇨, 야간뇨, 요절박
▶ 배뇨 문제 : 약뇨, 분산뇨
▶ 배뇨 후 문제 : 잔뇨감
▶ 통증 : 골반, 복부, 성기 및 주변 통증

<매일경제tv 건강한의사 : 김포 감초당한의원 김형창 원장>

전립선염의 치료약이나 방법은 매우 다양합니다. 이는 치료
가 어렵다는 뜻이며 원인도 다양하고 정확한 원인이 규명되지
않은 부분도 많습니다.

급성세균성전립선염이나 만성세균성전립선염은 원인이 세균성
이기에 항생제 치료가 우선이며 대증요법을 사용하기도 합니다.

앞서서 만성비세균성 전립선염의 발병 원인이 병원균(세균)에 의한 것이 아니라고 말씀드렸습니다.

항생제는 서양의학에서 개발된 가장 유명하고 많이 처방되는 약의 종류이나 세균이나 병원균이 원인이 아닌 경우엔 질병 및 증상 치료에 도움이 안 되는 경우들도 많습니다.

미국의 연구 결과를 보면 만성비세균성전립선염에 항생제 복용이 증상 개선에 도움이 안 된다는 연구결과도 있습니다. 또한 만성비세균성 전립선염이나 만성골반통증증후군은 항생제로는 치료가 안 되어 증상완화를 위한 알파차단제 등 근이완제 사용이 주된 치료법이라고 알려져 있습니다.

즉 원인이 세균이 아니기에 병원균을 사멸시키는 항생제는 별 도움이 안 된다는 뜻입니다.

또 한 가지 이유는 전립선에는 혈관분포가 매우 적은 편입니다.

우리가 복용하는 약물은 위장에서 소장으로 내려가 흡수되고 간에서 해독과정을 거쳐 혈관을 타고 전신으로 퍼지는 게 일반적입니다.

그러나 전립선으로 들어가는 혈관 분포가 적다는 사실은 약 성분이 쉽게 전립선 조직으로 흡수되기 어렵다는 의미입니다.

그리고 전립선 조직 자체가 미세한 형태의 특수 구조로 이뤄져 항생제나 이뇨제 등의 약물 성분 유입도 어렵습니다.

이러한 경우 주사나 봉약침 치료 등 직접 전립선 주위에 약물을 주입하는 방식이 더 효과적일 수 있습니다.

1) 항생제

전립선은 특수한 구조의 막이 있어 항생제가 잘 침투되지 않는 것으로 알려져 있으며, 전립선염 치료에 효과를 발휘하기 위해서는 약물이 지방에 잘 녹아야 하며, 분자량이 작아야 하고, 혈액 내의 약물 농도보다 전립선 조직 내의 약물 농도가 높아야 합니다.

최근 효과적인 항생제들이 개발, 투여되고 있으나 약에 대한 내성률이 높아지는 문제도 발생하고 있습니다.

급성세균성 전립선염은 항생제 정맥주사로 치료합니다. 급성기 증상이 개선되면 먹는 항생제를 복용하여 나머지 증상들을 개선시킵니다.

2) 소염진통제, 소염제

소염진통제도 많이 처방되지만 만성전립선염 치료에 대한 효과는 아직 미지수입니다.

주로 근본적인 원인 제거보다는 증상의 호전을 위하여 처방합니다.

3) 알파교감신경 차단제

전립선염의 원인 중 하나로 소변이 전립선으로 역류하여 발생한다는 이론이 있습니다. 이런 현상을 억제해 주는 약이 바로 알파교감신경 차단제입니다. 교감신경 중에서 방광경부와 전립선에는 알파교감신경이 많이 분포되어 있으며 전립선염 환자들이 요도괄약근이 예민해져 괄약근의 수축이 심해지고 경련을 동반하는 경우도 있기에 전립선 요도 부위의 괄약근을 이완시켜 배뇨증상을 완화하고 통증을 개선하는 목적으로 처방됩니다. 주로 만성비세균성 전립선염이나 전립선 통증에 효과가 있는 것으로 보고되고 있습니다.

4) 근육이완제

골반 근육의 비정상적인 수축과 구축으로 인한 통증에 사용합니다.

5) 5알파환원효소억제제

전립선비대증이 동반되어 증상이 심해진 경우에 처방됩니다.

6) 항콜린성 약물

전립선염 증상이 심하여 동반된 방광의 과민현상을 억제하는 약물입니다.

이렇게 다양한 약들을 처방하는 이유는 생각보다 전립선염의 원인이 다양하고 치료가 쉽지 않기 때문입니다. 그리고 약에만 의존하여 전립선염을 악화시키는 생활습관을 개선하지 않는다면 호전이 더욱 어려워지고 재발이 잘되는 만성화로 이행될 가능성도 높습니다.

오랜 시간 앉아서 근무하는 근무환경, 다리를 꼬거나 전립선을 압박하는 자전거, 오토바이 등을 장시간 타는 것도 피해야 합니다.

자주 자세를 바꾸고, 스트레칭과 꾸준한 걷기운동 등은 전립선염 예방과 치료에도 효과적이며 특히 소변을 오래 참는 습관은 소변이 역류하여 전립선에 염증을 일으킬 수 있기에 피해야 합니다.

정기적인 반신욕도 도움이 되는데 전립선과 골반 근육을 이완시키고 회음부의 긴장을 완화시키는 데 효과적입니다.

그리고 하복부의 긴장이나 압박을 증가시키는 음주, 커피, 과도한 스트레스, 자극적인 음식, 비만 등도 주의해야 합니다.

특히 음주 시 소변을 자주 보게 되는데 수분이 다량으로 빠져나가면 다음날 아침에 소변 량이 적어지면서 소변 내에 각종 노폐물의 농도가 증가하여 전립선에 자극을 주게 됩니다.

또한 정기적인 성관계나 자위행위를 통한 사정도 전립선염 치료에 도움을 줍니다.

사정 시 배출되는 정액의 30% 정도가 전립선액이기에 성생활을 통해 전립선액이 배출되는 것도 전립선 건강에 중요합니다.

이러한 생활습관의 변경과 노력은 양약을 복용하면서, 한의학적인 치료를 받으면서 반드시 병행되어야 합니다.

05 | 전립선비대증이란?

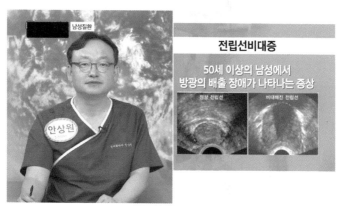

〈매일경제tv 건강한의사 : 서울 청담인 한의원 안상원 박사〉

전립선비대증이란 노화와 남성 호르몬의 원인에 의하여 발생하는 전립선조직의 비대화 증상입니다. 전립선암과는 연관성이 없는 증상이며 전립선이 비대해지면서 다양한 소변 증상 발생 및 삶의 질이 떨어져 노년층 남성들을 힘들게 하는 질병입니다.

노령 인구 중 가장 흔한 남성질환이며 통계에 따르면 50대 이상 남성들 2명 중 1명이 고생한다고 하며, 60대에는 10명 중 6명이, 70대에는 10명 중 7명이 전립선비대증 증상이 발생한다고 합니다.

빠르게 진행되는 고령화 사회와 서구화된 식생활로 급증하는 전립선비대증.

청소년기나 청년기에는 소변을 보면서 아무런 생각이 없거나 단순히 시원하다~ 라고만 느끼게 됩니다.

그러나 어느 순간부터 소변이 자주 마렵고, 소변이 빨리 나오지 않고, 소변이 시원하지 않으며 심지어 잠을 자면서 2-3번 이상 소변이 마려워 잠을 깨게 된다면 그 순간부터 시원한 배뇨의 쾌감 이었던 소변과 전립선이 나를 괴롭히는 대상으로 돌변하게 됩니다.

미국 존스홉킨스 대학병원의 연구결과 전립선비대증은 유전에 의한 것이라 하니 아마도 당신의 아버님이 전립선비대증으로 고생하셨다면 당신도 발병할 가능성이 매우 높습니다.

1) 전립선비대증 원인

노화와 혈중 남성호르몬 수치 변화 그리고 전립선 내 남성호르몬 수용체의 변화 등이 원인입니다.

남성호르몬은 테스토스테론과 디하이드로테스토스테론 2가지 형태로 존재하는데 나이가 들면서 테스토스테론은 점차 분비가 적어지지만, 디하이드로테스토스테론은 분비량이 줄어들지 않고 전립선비대에 관여합니다.

또한 남성 호르몬인 테스토스테론이 전립선 세포 내로 유입된 후 5α -reductase에 의해 DHT(디하이드로테스토스테론)로 전환되는데, DHT가 전립선에 작용할 때 테스토스테론의 약 5배에 해당하며, 전립선 내 농도는 테스토스테론의 약 2배가 됩니다. 이 DHT가 전립선의 남성호르몬 수용체에 결합하여 성장인자를 분비시켜 전립선의 과도한 성장과 비대가 진행된다고 알려져 있습니다.

한의학적으로는 융폐(癃閉)의 범주로 생각하며 대개는 신허(腎虛. 신장기운의 허약), 어혈(瘀血. 비생리적인 혈액), 습(濕), 열(熱), 기체(氣滯), 담탁(痰濁) 등의 원인들로 판단합니다.

또한 전립선비대증 발생의 위험인자들을 살펴보면

* 콜레스테롤
  : 우리 몸에 좋은 HDL- 콜레스테롤이 감소하거나, 우리 몸에 해로운 총콜레스테롤, LDL- 콜레스테롤 등이 증가하면 전립선비대증 위험도가 높아집니다.
* 고혈압
  : 고혈압과 전립선비대증은 밀접한 관련성이 있어 평상시 혈압조절에 관심을 가져야 합니다.
* 당뇨
  : 당뇨를 가지고 있거나, 혈중 인슐린 농도가 증가하는 경우

전립선비대증 유발 가능성이 높습니다. 남성 몸 안에서 당이 증가하면 전립선비대의 속도도 증가하기에 혈당조절도 상당히 중요합니다.

* 흡연
: 흡연에 의한 교감신경의 항진은 체내 호르몬의 변화를 유발시켜 전립선비대증을 악화시킵니다. 금연을 위한 노력이 중요합니다.

* 비만
: 비만과 체지방의 증가는 전립선의 크기와 밀접한 관련이 있으며, 비만인의 경우 정상인 보다 전립선비대증 발생 위험도가 3.5배 증가합니다.

2) 전립선비대증 증상

야간뇨, 잦은소변(빈뇨), 급한소변(급박뇨, 절박뇨), 약한소변(약뇨), 소변이 늦게 나온다(지연뇨), 소변이 중간에 끊어진다 등이 대표적인 전립선비대증의 증상으로
그 경과를 편의상 3기로 나누고 있습니다.

* 1기인 초기에는 빈뇨 특히 야간빈뇨(자다가 1~4회가량 배뇨하기 위해서 일어나는 것), 배뇨시작의 지연 등을 보입니다. 소변 줄기가 가늘어지고, 소변을 남들보다 오래 보는 등의 증상이 나타납니다.

소변 줄기에 힘이 약해지면 일단 의심을 시작해 봐야 합니다.

* 2기에 접어들면 잔뇨감이 있고, 배뇨 후 얼마 안 되어 다시 요의를 느끼게 됩니다. 1기에 보였던 자극 증상과 배뇨 증상이 심해지고, 과로, 음주, 성교, 오랜 승차 등으로 전립선부의 충혈이나 부종을 일으켜 갑자기 요폐가 나타나기도 합니다.

* 3기까지 진전되면 잔뇨량이 증가해서 수백cc에 이르며 방광의 배뇨력이 더욱 약화됩니다. 방광근육과 신경이 점차 약화되며 간간이 요실금이 나타납니다. 성인 기저귀를 차고 다니게 되며 밤에 소변이 마려워 자면서 4-5번 이상 잠을 깨기도 합니다.

전립선비대증의 증상을 구체적으로 살펴보면

* 약한소변 : 소변줄기가 약하거나 가늘다
* 잔뇨감 : 소변을 본 후에도 방광에 소변이 남아 있는 것 같은 느낌
* 소변주저 : 소변을 볼 때 배에 힘을 주어야 하거나, 금방 나오지 않는다
* 빈뇨 : 하루에 8번 이상 소변을 보거나, 2시간 이내에 소변을 또 본다
* 절박뇨 : 소변이 마려울 때 참기 힘들거나, 소변을 지린다
* 야간뇨 : 밤에 잠을 자면서 소변이 마려워 1번 이상 잠을 깬다

* 단속뇨 : 소변을 볼 때 쭈욱 이어지지 않고 멈추었다 다시 소변이 나온다

또한 이러한 증상들을 크게 2가지로 분류하면

⇒ 전립선비대로 방광을 자극, 방광저장기능의 약화

   빈뇨, 절박뇨, 야간뇨

⇒ 방광의 수축력 저하, 방광출구의 폐색

   잔뇨감, 단속뇨, 약한소변, 소변주저

이외에도 소변을 본 후에도 소변이 다시 나와 속옷을 적시는 경우들이 있는데, 이는 나이가 들어 요도의 근육이 약화되어 요도에 남아 있던 소변이 완전히 배출되지 못하거나, 방광의 수축력이 약해져 충분히 배출하지 못하기 때문입니다.

3) 남성 갱년기 자가진단법 소개

남자 나이가 50에 이르면 남성 갱년기가 시작된다고 합니다. 이 남성 갱년기의 시작은 전립선비대증의 시작이라고도 할 수 있으니 스스로의 상태를 체크해보시죠

① 성욕이 줄었습니까?
② 무기력하십니까?

③ 근력과 지구력이 감소하였나요?

④ 키가 다소 줄었나요?

⑤ 생활에서 의욕과 재미가 줄었습니까?

⑥ 슬프거나 짜증이 많이 나나요?

⑦ 발기력의 감소가 느껴지나요?

⑧ 조금만 운동을 해도 쉽게 지치나요?

⑨ 저녁 식사 후 졸음이 잦습니까?

⑩ 업무능력이 감소했습니까?

⇒ 1번 또는 7번이 "예"이거나, 기타 3가지 항목이 "예"라면 남성 갱년기라 할 수 있습니다.

06 전립선비대증 서양의학 약물치료와 수술요법

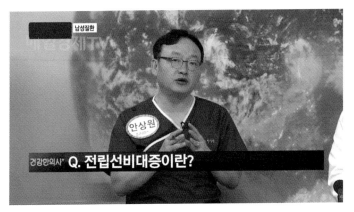

〈매일경제tv 건강한의사 : 서울 청담인 한의원 안상원 박사〉

전립선의 정상적인 크기는 15~20ml(밤톨크기, 호두알 크기)입니다. 이러한 전립선이 비대해지면 탁구공 크기(33ml), 골프공 크기(40ml), 귤 크기(65ml), 테니스공 크기(150ml) 정도까지 비대가 진행됩니다.

최근에는 이러한 전립선비대증 환자가 많이 증가하고 노년층의 삶의 질에 막대한 불편을 주고 있어 서양의학에서도 새로운 약물 개발과 부작용이 적은 수술요법의 발전이 지속되고 있습니다.

전립선비대증은 전립선 안쪽 부분의 이행대라고 불리는 요도를 둘러싼 고리모양의 아주 작은 조직에서 시작되어 전립선의 중심 방향으로 성장해 서서히 요도(방광에서 내려와 전립선을 관통하여 성기로 소변을 운반하는 관)를 압박하여 다양한 배뇨 장애를 초래합니다.

전립선비대증 증상은 크게 2가지로 구분하며 이에 따른 효과적인 약을 처방하게 됩니다.

(1) 폐색증상
  : 소변이 약하다, 소변이 중간에 끊긴다, 소변을 볼 때 힘이 많이 들어간다, 소변을 본 후 방울방울 팬티에 적신다
  : 5-알파환원효소 억제제 (프로스카, 아보다트), 알파차단제

(2) 자극증상
  : 소변이 자주 마렵다, 소변이 급하고 때로는 실수(급박뇨, 절박뇨), 야간뇨
  : 항콜린제

1) 약물요법

* 알파차단제

= 전립선에는 자율신경계인 교감신경과 부교감신경이 작용합니다. 전립선과 방광경부에는 교감신경의 일종인 알파교감신경이 주로 분포되어 평소에는 소변이 새지 않게 일정한 긴장도를 유지시켜줍니다. 그러나 알파교감신경이 항진하게 되면 요도를 압박하여 소변이 잘 나오지 않게 하는 증상을 유발시킵니다. 전립선이 크지 않아도 알파신경이 자극되면 소변을 보기가 힘들어지기에 이를 억제하고 막힌 전립선과 요관을 열어주는 효과로 이해하시면 됩니다. 주로 전립선비대증 초기, 중기에 효과적인 약물요법입니다.

= 전립선 간질, 피막, 방광경부 등에는 평활근이 다량 분포합니다.

이 평활근의 수축은 알파아드레날린 수용체에 의하여 조절되는데 알파차단제는 평활근의 수축을 일으키는 수용체를 차단하여 평활근이 이완되어 요도압박이 풀어지고 배뇨가 가능해지도록 작용하는 기전입니다.

= 부작용으로는 사정장애, 어지러움, 피로감, 저혈압 등이 있습니다.

= 혈압약과 함께 복용 시 저혈압 유발 가능성 주의

* 5-알파환원효소 억제제 (프로스카, 아보다트)

전립선비대증 발생 과정에서 남성호르몬 역할이 중요하며 그 중 디하이드로테스토스테론(DHT)가 가장 중심적인 역할을 수 행합니다. 전립선 내에 이 DHT를 억제해 커진 전립선을 줄여주는 효과이며, 전립선비대증의 진행을 억제하는 작용도 합니다.

= 약 6개월 정도의 복용으로 전립선 크기를 15~25% 감소시킬 수 있다고 합니다.

그러나 복용을 중단하면 전립선이 다시 자라기 시작하고 일정시간이 지나면 제자리로 돌아오기에 장기적인 복용이나 평생 복용이 필요할 수도 있습니다.

= 남성 호르몬 억제제로 탈모약으로도 사용됩니다.

= 부작용으로는 남성 성 기능 저하,

4% 정도에서는 발기부전 등 성 기능 장애가 보고됨

* 항콜린제 : 소변 자극증상은 주로 방광 기능의 장애로 발생하는 것으로 배뇨를 담당하는 근육이 과민해져 소변이 조금만 방광에 차도 마려운 상태가 되며 빈뇨의 원인이 됩니다.

이는 방광 수축에 관여하는 부교감신경이 너무 과민하여 발생하므로 부교감신경을 억제하는 항콜린제 약물을 처방합니다.

입마름증과 배뇨곤란 등의 부작용이 발생할 수 있습니다.

* 항이뇨호르몬제 : 야간뇨, 밤에 소변이 많이 만들어지는 증상 치료

* 포스포디에스터라제-5 억제제 : 발기부전치료 성분, 전립선
   비대에 효과

대부분의 양약은 지속적인 복용을 권장하고 있으며 심지어
평생 복용하는 것이 좋다는 의견들도 많습니다.

2) 수술요법

대부분의 경우 처음에는 약물복용을 권장합니다. 그러나 약
물의 부작용이 심하거나 증상이 잘 호전되지 않고 점점 더 악화
되는 경우엔 수술요법이 필요합니다.

* 유로리프트 시술

약물 복용으로는 증상이 잘 개선되지 않거나 소변 증상이 심
해 일상생활에 많은 어려움이 있을 때 권장됩니다. 전립선 절제
수술이 전신마취와 입원이 필요한 반면 유로리프트 시술은 전
립선 결찰술로 국소마취로 가능하며 10-30분 정도의 짧은 시술
시간이 장점입니다.

그러나 전립선 크기와 무게가 80그램 이상이면 결찰술이 부
적합한 것으로 알려져 있습니다.

* 전립선 요도 스텐트

* 튜나 시술 : 열로 전립선 조직 파괴하는 시술

＊ 경요도 전립선 절제술

고전적인 전립선비대증 수술요법으로 전신마취 후 방광내시경을 이용해 비대해진 전립선 조직을 절제합니다.

그러나 수술요법의 경우 부작용으로 70% 정도의 수술받은 환자들에게서 역행성 사정 현상이 나타납니다.

역행성 사정이란, 정상적인 내요도조임근육은 사정할 때 사정액이 방광 쪽으로 역행하지 않고 아래로 배출되도록 상부 쪽 통로를 꽉 조여주는 역할을 수행하는데, 전립선절제술을 시행하면 이 조임근육이 함께 절제되어 역행성 사정 부작용이 발생하게 됩니다.

＊ 레이저 수술

레이저의 종류, 레이저의 세기, 조직에 조사되는 시간 등에 따라 비대해진 전립선조직을 파괴하는 효과를 발휘합니다. 초기에는 시술이 간편하고 출혈이 거의 없다는 장점으로 레이저 시술에 대한 기대를 많이 가졌으나 비대해진 전립선조직의 파괴효과가 약하고, 전립선요도 부위가 많이 붓는 부작용과 방광을 자극하는 정도가 심하여 현재는 적응증에만 시술하고 있습니다.

＊ KTP 레이저, 홀뮴 레이저 시술

초기 레이저 시술의 단점을 보완하여 개발된 전립선비대증 레이저 시술방법

07 | 전립선염, 전립선비대증 자가진단

<전립선염 자가진단 테스트>

* 20대부터 50대까지만 테스트해 보세요

	0점	1점	2점	3점	4점	5점
1. 지난 주 동안 다음 신체 부위에 통증이나 불쾌감이 있었나요?	전혀 없다	회음부	회음부, 고환	회음부, 고환, 요도부	회음부, 고환, 요도부, 하복부	
2. 소변을 볼 때 통증이나 작열감 (불에 데인것 같은)	전혀 없다	드물게 있다	가끔 있다	절반 정도	절반 이상	거의 매번
3. 지난 한주 간 배뇨 종료 후 소변이 남아 있는 느낌(잔뇨감)을 몇 번이나 느꼈나요?	전혀 없다	드물게 있다	가끔 있다	절반 정도	절반 이상	거의 매번
4. 배뇨 후 2시간이 채 지나기 전에 또 소변을 보는 경우	전혀 없다	드물게 있다	가끔 있다	절반 정도	절반 이상	거의 매번
5. 위와 같은 증상들이 일상생활에 얼마나 불편감을 초래하나요?	전혀 없다	드물게 있다	가끔 있다	절반 정도	절반 이상	거의 매번

6. 지난 한주간 귀하가 느낀 증상에 얼마나 고민했습니까?	전혀 없다	조금미 미하게	약간 고민	절반 정도	아주 많이	거의 매번
7. 지난 한 주간 증상이 평생 지속된다면?	별 불편 없음	약간불 편하다	상당히 불편하다	불행하다	끔찍하다	

* 정상 범위 : 0~5점
* 경미한 상태 : 6~14점
* 중등도 상태 : 15~29점
* 심각한 상태 : 30점 이상

<국제 전립선 자가진단표>

* **40대 이상 장년층, 노년층은 테스트해 보시죠**

* 다음은 최근 한 달 동안 소변을 어떻게 보고 있는지에 대한 질문입니다.

각 문항 당 하나씩만 선택하여 점수를 합해보세요

	0점	1점	2점	3점	4점	5점
1. 배뇨 후 잔뇨감이 있다	전혀 없다	드물게 있다 (5회 중 1회)	가끔있다 (5회 중 1,2회)	절반 정도	절반 이상	거의 매번
2. 배뇨 후 2시간 이 채 지나기 전에 또 소변을 보는 경우	전혀 없다	드물게 있다	가끔 있다	절반 정도	절반 이상	거의 매번
3. 소변 줄기가 끊어졌다 다시 힘을 주면 나오는 경우	전혀 없다	드물게 있다	가끔 있다	절반 정도	절반 이상	거의 매번

4. 소변이 마려울 때 참기가 힘든 경우가 얼마나 자주 있나요?	전혀 없다	드물게 있다	가끔 있다	절반 정도	절반 이상	거의 매번
5. 배뇨 시 소변 줄기가 약하다고 느낀 경우는?	전혀 없다	드물게 있다	가끔 있다	절반 정도	절반 이상	거의 매번
6. 소변이 마려운데 나오지 않아 한참 기다리는 경우	전혀 없다	드물게 있다	가끔 있다	절반 정도	절반 이상	거의 매번
7. 밤에 자면서 소변보러 잠을 깨는 횟수는?	전혀 없다	1회	2회	3회	4회	5 회 이상

* 0-7점은 경증
* 8-19점은 중등도
* 20-35점은 중증
* 8점 이상은 한의사, 의사와 상담 필요

전립선비대증의 증상을 미국 존스홉킨스 대학의 페트릭 월시 교수는 다음과 같이 설명합니다.

넥타이로 목을 서서히 조이는 것과 비슷합니다.

전립선의 내측 부위가 비대해지면서 요도의 내경을 좁아지게 하며, 초기의 경우 짜증은 조금 나지만 참을 수 있는 정도입니다. 좁아진 요도에 대한 보상으로 방광근육이 강하게 수축하여 비후된 전립선 틈으로 소변을 밀어내기 때문에 초기에는 불편한 증상이 잘 나타나지 않으나, 비대증이 진행되면서 방광에도 무리가 되어 방광벽이 두꺼워지고 신축성을 잃게 되면 방광은 과민하게 반응하게 됩니다. 즉 소변이 자주 마려운 느낌, 급박뇨, 절박요실금, 야간뇨 등이 방광의 자극 증상에 해당됩니다.

증상이 심한 환자들은 "인생의 반은 돈을 버는데 쓰고, 나머지 반은 소변보는데 썼다" 라는 농담도 하게 됩니다.

전립선염이나 전립선비대증 외에도 소변이 가늘거나 시원하지 않는 증상을 유발하는 질병들이 있으니 감별진단이 필요합니다.

1) 요도협착

염증이나 외상으로 인해 요도가 좁아지는 질환으로 소변줄기가 약해지고 소변을 자주 봅니다.

2) 전립선암

전립선비대증과 유사한 증상이 나타나니 50세 이후에는 1년에 한번씩 전립선특이항원(PSA)검사를 받는 것이 필요합니다.

3) 신경인성 방광

방광이나 요도괄약근을 지배하는 중추신경과 말초신경의 손상이나 질환으로 초래되는 배뇨기능 장애 질환입니다. 척수손상, 뇌졸중, 파킨슨병, 다발성경화증, 당뇨병 등이 척수와 방광의 신경계에 영향을 미칩니다.

4) 과민성방광

빈뇨, 뇨절박 증상을 보이며 전립선비대증과 관련되어 발생합니다.

5) 간질성방광

중년여성들에게 주로 발생하나 10~20% 남성들에게도 발생합니다. 빈뇨, 뇨절박, 야간뇨 등이 나타나며 치골상부나 골반부위의 통증이 나타나기도 합니다. 통증은 배뇨 후 사라집니다.

08 | 야간뇨, 야간빈뇨
극복을 위한 비법은?

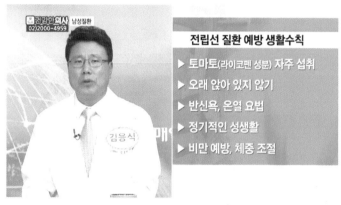

〈매일경제tv 건강한의사 : 평택 고치당한의원 김응식 원장〉

서울 청담인한의원과 전국 한방남성네트워크 한의원에 내원하는 전립선비대증 환자들에게 설문조사를 해본 결과 가장 힘들어하는 증상이 바로 야간뇨 증상이었습니다.

수면은 인간에게 피로를 풀어주는 시간이며, 몸과 마음을 이완시켜주는 회복의 시간입니다.

나이가 들면서 잠이 잘 안 오거나 깊은 잠을 자지 못하여 힘들어하는 분들이 많습니다.

여기에 전립선비대증으로 인하여 발생하는 야간뇨, 야간빈뇨는 그야말로 삶의 질을 황폐화시킵니다.

하룻 밤에 1-2번 소변을 보는 증상은 참고 지낸다 하여도 5-6번씩 잠을 깨서 화장실에 가야 한다면 밤새도록 선잠을 자게되며 다음날 하루 종일 졸리고 피곤하며 무기력한 생활을 할 수밖에 없습니다.

물론 야간뇨, 야간빈뇨를 극복하기 위해서는 전립선비대증 질환의 치료와 개선이 가장 중요합니다.

여기에 더해서 진료실에서 환자들에게 꼭 당부하는 몇 가지가 있어 소개 드립니다.

★ 잠자기 2시간 전부터는 수분섭취를 줄여야~

야간뇨의 가장 문제점은 숙면을 방해한다는 점입니다.

전립선비대증의 문제인지, 방광이 민감해진 것 인지 아니면 약해진 것인지, 또는 이뇨 호르몬의 과다분비인지 남자들마다 원인은 약간씩 다르겠지만 잠자기 전 방광을 비우기 위해 소변을 보는 습관보다도 더 중요한 것이 바로 잠자기 2시간 전부터는 수분섭취를 줄이는 것입니다.

물을 많이 마시는 것이 건강에 도움이 된다고요?

물론입니다. 혈액순환에 도움을 주며 혈액이 혼탁해지는 현상을 예방하기도 합니다.

그러나 잠자기 전까지 물을 많이 마시거나 술이나 국물을 많이 마시는 행동은 야간뇨를 유발시키고 숙면을 방해하며 다음 날 하루 종일 피곤하게 만들어 버립니다.

오늘부터라도 야간빈뇨 증상으로 힘드신 분들은 잠자기 2시간 전부터 수분 섭취는 극도로 줄여보세요. 건조해진 입만 축이는 정도로 물을 드시는 습관을 길러보세요.

당신이 앞으로 나이가 들수록 무조건 야간뇨 증상은 심해질 가능성이 높습니다.

처음에는 많이 힘드실 수 있습니다. 그러나 오래된 습관도 노력과 연습을 통해 개선이 가능합니다.

* 카페인 성분이 함유된 커피, 녹차, 탄산음료를 줄여야~

커피 좋아하시죠? 저도 아침에 출근해서 커피 한 잔, 점심에 식사 후 커피 한 잔, 누군가를 만날 때 커피숍에서 커피를 한잔 마시기도 합니다.

그러나 전립선비대증으로 야간뇨 증상이 있는 남성들은 커피를 줄이거나 끊으시는 게 좋습니다.

바로 커피 안에 함유된 카페인 성분이 방광과 전립선을 자극하여 야간뇨 증상을 악화시키며 숙면의 질도 떨어뜨릴수 있습니다.

커피나 녹차를 좋아하신다면 아침 식사 후 한 잔 정도만 마시

는 습관을 들이시고 탄산음료 섭취도 가능한 자제하시는 생활
습관을 길러 보시죠

★ 잠자리는 가능하면 따뜻하게~

추운 겨울철에는 소변이 자주 마려우시죠? 땀을 많이 흘리는
여름철엔 소변을 보는 횟수도 줄어듭니다.

날이 춥거나 추운 방에서 생활하거나 잠을 자게 되면 소변을
보는 횟수가 늘어나며 당연히 야간뇨 현상도 심해집니다.

야간뇨 극복을 위해서라면 오늘 저녁부터 잠자리는 가능하면
따뜻하게 해보세요.

전기장판이나 이불 등을 이용하여 따뜻한 느낌이 들 정도면
충분합니다.

배와 성기, 전립선 부위는 가능한 따뜻하게 그리고 머리는 시
원하게 하는 생활습관이 야간뇨 극복에도 도움이 되며 장수의
비결입니다.

09 | 빈뇨, 잔뇨, 약한소변, 급박뇨, 지연뇨로 고생하는 노년층

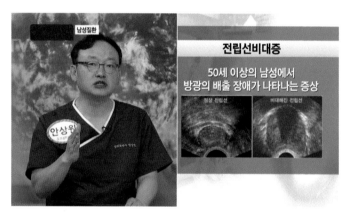

〈매일경제tv 건강한의사 : 서울 청담인한의원 안상원 원장〉

어릴 적 기억을 회상해봅니다. 초등학교 시절 친구들과 방과 후 한강변에 놀러 갔다가 함께 오줌을 누게 되었습니다. 어디서 배우거나 본 것도 아닌데 누가 먼저라고 할 수도 없이 일렬로 늘어서 오줌을 누기 시작합니다. 누가누가 멀리 나가나?

청소년기 오줌의 센 정도나 멀리 나가는 길이는 남자들만의 힘자랑이었던 것 같습니다.

20~30대 시절에는 술을 마신 후 외진 골목에서 친구들과 같이 소변을 보는 경우가 종종 있었습니다. 강한 오줌빨은 정력과 성 기능의 상징이었으며 친구들 간의 경쟁이었습니다.

어느덧 40대를 지나 50대 초반. 이제는 더 이상 친구들과 동시에 소변 경쟁을 벌이지는 않지만 간혹 화장실에서 같이 소변을 보는 경우엔 옆에서 들리는 강한 소변 소리와 양에 혼자서 흠칫 놀라기도 합니다.

이렇듯 남자들만이 가지고 있는 소변 경쟁은 이제 60이 넘어가면서부터는 약한 소변, 시원치 않은 소변, 급한 소변, 심지어 자면서 소변을 보는 야간뇨로 노화의 길을 걷게 됩니다.

1) 빈뇨. 잦은 소변

정상인들은 하루 5-6번의 소변을 보게 됩니다. 한 번에 약 300ml 내외의 소변이 배출되며 하루에 약 1500ml의 소변을 보게됩니다. 그러나 빈뇨 증상이 발생하면 하루에도 10번, 20번 소변을 보러 화장실에 가게 되는데 대부분 원인은 전립선의 염증이나 비대, 경직, 구축에 의하여 방광의 삼각부와 경부에 자극을 주어 발생합니다.

2) 잔뇨, 잔뇨감

청소년기에는 소변을 방광에 가득 담았다 배출하기에 배뇨의 쾌감이 있으며 시원하게 멀리 강하게 나갑니다. 그러나 전립선염이나 비대증이 발생하면 방광의 소변이 전부 배출되지 않기에 남아 있는 느낌이 발생하며 화장실을 다녀온 후 바로 소변이 다시 마려운 느낌이 들기도 합니다.

3) 약한소변, 약뇨

방광에서 전립선의 가운데로 내려오는 요관은 평상시 닫힌 상태를 유지하다 소변을 볼 때는 1cm까지 확장됩니다. 그러나 염증으로 전립선이 부어있거나 비대증으로 전립선요도가 압박을 받으면 요도의 내강이 좁아져 소변이 가늘어집니다.

또한 방광의 근력저하로 수축력이 약해지면 소변 줄기가 가늘거나 약해집니다.

4) 급박뇨

소변이 갑자기 마렵고 참기 힘든 증상을 급박뇨, 절박뇨, 요절박이라고 표현합니다.

대부분 원인은 전립선비대로 방광의 감각이 예민해지고 방광이 소변으로 가득차기 전에 근육이 수축하여 소변이 새는 느낌이거나 실제로 소변이 새어 나오기도 합니다.

이러한 급박뇨 증상이 반복되면 어느 순간부터 외출 시 화장실 위치를 먼저 확인하는 습관이 생기게 됩니다.

5) 지연뇨

정상인의 경우 배뇨 준비 후 10초 이내에 소변이 나오게 됩니다. 그러나 전립선의 염증과 비대 그리고 방광 근력의 약화는 소변이 쉽게 나오지 못하게 하며 심하면 첫 소변이 나오는데 1분 이상이 걸리기도 합니다.

또한 소변을 보는 시간도 길어지는데 정상인은 대부분 20초 이내에 소변을 마무리하지만 노년층의 경우 1-2분 이상이 걸리기도 합니다.

전립선비대증은 다음과 같은 경과를 나타내면서 악화됩니다.

* 1단계(초기, 자극기)

소변을 보는 횟수가 증가하면서 야간뇨 증상이 나타납니다.

소변이 금방 나올 것 같아 화장실에 가지만 안 나오거나 소변을 볼 때 오래 걸리기도 하며, 전에 비하여 소변 줄기가 가늘고 힘이 없어집니다.

때로는 하복부나 회음부가 불편하거나 뻐근하고 압박감이 느껴지며 성 기능도 급격히 저하됩니다.

* 2단계(잔뇨기)

배뇨 후 잔뇨감이 심해집니다. 소변을 본 후에도 얼마 안 돼서 또 소변이 마렵고, 소변을 보아도 개운치 않으며 방광에 남아 있는 느낌이 들고 심지어 소변을 볼 때 방울방울 떨어지기도 합니다.

실제로 30-50ml 정도의 잔뇨가 방광에 남아 있으며 악화되면 100-200ml 정도의 잔뇨가 남아 소변을 다 본 후에도 방광에 절반 이상의 소변이 남게 됩니다.

밤에 잠을 잘때는 3-4번 이상 소변이 마려워 잠을 깨기도 하며, 장거리 운전이나 여행 시 소변 때문에 불안감을 느끼게 됩니다.

* 3단계(방광,신장에 악영향)

잔뇨량이 증가하면서 방광의 기능은 점점 더 약화되어 방광이 늘어나고 방광 내 압력이 올라가면 소변이 거꾸로 신장으로 역류하여 신장이 늘어나고 수신증(신장에 소변이 고이는 증상)까지 발생됩니다. 여기서 더 악화되면 요도가 막히고 방광의 기능은 회복이 불가능해지며 신장의 기능까지 상실되는 경우가 있습니다.

60대에는 10명 중 6명이 고생한다는 전립선비대증. 이로 인한 다양한 소변증상들은 앞으로 점점 더 수명연장으로 인하여 증가할 것입니다.

이제는 60대 70대 어르신들도 동창 모임이나 등산모임 등에서 정력을 자랑하고 애인이 있고 없음을, 발기가 가능하고 아직도 건강한 성생활을 즐긴다는 이야기를 어렵지 않게 들을 수 있는 세상이 되었습니다.

건강을 위하여 걷기운동과 등산을 하며, 근력을 강화시키기 위하여 헬스클럽에 갑니다.

시원하고 강한 소변줄기는 그의 건강과 남성성의 상징입니다.

누가 큰 집에서 살고, 누구는 비싼 차를 타고 다니며, 누구 자식이 명문대에 입학하였는지 관심이 적어질 때쯤이면 이제는 건강한 소변과 노년의 성생활이 부러워지는 시기입니다.

100세 시대, 당신이 50대이면 아직 인생을 반 정도만 살아온 것입니다.

강한남자. 다시남자.

10 | 수천 년 전부터 내려오는
남성 성 기능 개선 봉독 효과

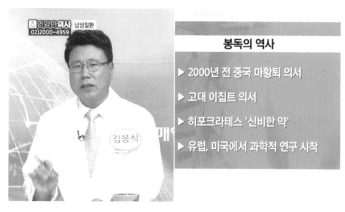

〈매일경제tv 건강한의사 : 평택 고치당 한의원 김응식 원장〉

1994년 한의사 면허증을 받은 이후 약침학을 공부하고 봉독 약침을 임상에 적용하여 다양한 통증 질환 치료에 응용하였습니다.

초장기에는 봉독을 희석하여 약침을 제조하고 시술하였으나 2000년대 초반에 알려지 성분이 제거된 봉약침액이 개발되어 대한약침학회로부터 봉침액을 공급받아 좀 더 안전하고 효과적으로 봉침치료를 한의원에서 시행하던 중 민간에서 살아있는 벌이나 벌침을 이용하여 남성 성기에 시술하고 있다는 사실을 접한 후 봉약침 치료를 남성 성 기능 개선에 응용하기 시작하였습니다.

봉약침, 봉침치료의 역사적 기록들을 찾아보다 접하게 된 중국 고대의서인 <마왕퇴의서>

2200년 전 기록된 중국의 의서에 벌에서 독 성분을 추출하는 방법과 사용법 그리고 남성 성 기능 개선을 위한 사용방법 등에 대해 자세히 기록되어 있는 것을 접하면서 희열을 느낀 기억도 있습니다.

수천 년 전의 사람들은 어떻게 봉독이 남성 성 기능 개선에 효과적이라는 사실을 알게 되었을까요?

추측건대 원시시대부터 강가에서 옷을 벗고 놀거나 물고기를 잡던 남자들이 우연하게 성기와 그 부근을 벌에 쏘인 후 퉁퉁 붓고 가려운 고통으로 며칠 고생 후 발기가 잘되었거나 소변이 시원하게 나오는 현상을 경험하였을 것입니다.

한의학은 경험의학입니다.

이러한 경험들이 수백년, 수천년 축적되어 내려오면서 벌독 성분이 남성 성 기능 및 전립선 질환 치료에 효과적이라는 사실을 깨닫게 되고 붓거나 가렵지 않고 좀 더 효과적으로 벌독을 모아 사용하는 방법을 연구하다가 <마왕퇴의서>에 나오는 방식을 발견하였을 것이라 추정됩니다.

중국 고대의서인 <마왕퇴의서>에는 다음과 같은 기록이 전해 집니다.

= 살아있는 닭을 벌집 옆에 매달아 놓거나
= 개의 간을 꺼내어 벌집에 넣어 벌들이 쏘게 만들고
= 죽은 닭의 껍질을 벗기고 살점을 발라내거나 벌독이 모인 개의 간을 꺼내어
= 약초 물에 담그어 봉독이 우려져 나오게 한 후
= 헝겊이나 천 조작을 그 약초물에 담구어 남자의 허리에 두르거나 발바닥을 문지르게 함으로써 남성 성 기능을 개선시 켰다

봉독을 모으는 방식, 모아진 봉독을 현대적 개념으로는 파스와 비슷하게 헝겊이나 천을 이용하여 외용제로 만들어 사용한 방식 등은 지금 생각해도 뛰어난 방식인 것 같습니다.

이외에도 한국에서는 소변이 약하고, 성 기능이 떨어진 남성들이 산길에서 소변을 보다가 벌집을 건드려 벌에 성기 부위를 쏘인 후 발기가 잘되고 소변이 시원해졌다. 이런 소문이 퍼진 후 동네에서는 벌들이 씨가 마를 정도로 남자들에게 인기였다라는 이야기들이 전해집니다.

예전이나 지금이나 대부분의 남성들은 성 기능이 저하되고 소변이 시원치 않는 증상에 대해 고민하고 노력하고 좋은 방법

들을 찾아다니는 점에서 동병상련이라고 할 수 있겠습니다.

물론 살아있는 벌을 직접 쏘거나 벌에서 벌침을 뽑아 시술하는 방식은 붓거나 가려운 알러지 증상을 유발하거나 아주 드물게는 쇼크로 인한 사망의 위험성이 있어 한의원에서는 시술하지 않습니다.

제가 진료하는 서울 청담인한의원과 전국 한방남성네트워크 한의원에서는 알러지 성분을 제거한 봉약침액을 사용하며 첫 시술 전 알러지 테스트를 시행하고 점차 용량을 증가시키는 방식으로 치료하기에 봉독의 부작용을 최소화하고 있습니다.

또한 특허받은 봉독크림은 피부로 흡수되는 봉독의 효과를 연구, 개발한 것으로 피부에 바르는 봉독은 과민반응이 없는 것으로 국립농업과학원 연구결과가 발표되었습니다.

수천 년 전부터 내려오는 선조들의 지혜와 경험에 현대 과학의 발전과 한국 한의학의 만남을 통해서 개발된 남성 봉약침(봉침) 치료는 수많은 남성 질환 환자들에게 희망의 소식을 전하고 있습니다.

* 성 기능 저하 증상 체크 포인트

1) 최근들어 스테미너가 약화된 느낌
2) 조루 현상이 갑자기 나타나거나 심해진다

3) 성욕이 감퇴되고 발기력이 약해진다

4) 사정할 때 회음부에 통증이 느껴진다

5) 사정 시 분출력이 약해져 시원한 느낌이 떨어진다

6) 섹스할 때 힘없이 정액이 흘러나온다

7) 정액이 하얗지 않고 누런 색을 띤다

8) 회음부위에 통증이나 불쾌감이 느껴진다

9) 요통이 생기고 피로와 권태감이 느껴진다

10) 의욕이 저하되고 만사가 귀찮다

11) 오래 앉아 있으면 회음부위가 뻐근하고 불편하다

12) 발기가 빨리 되지 않는다

13) 발기유지력이 떨어져 삽입이 빠지기도 한다

11 | 전립선염 봉약침 치료와 효과적인 한약 처방은?

앞서도 말씀드렸지만 전립선염 전체 원인의 10%를 차지하는 세균성 전립선염은 비뇨기과에서 처방되는 항생제 복용으로 2-3주 안에 치료 및 완치가 가능합니다.

그러나 불행하게도 전체 전립선염의 90% 원인은 비세균성입니다.

즉 세균에 의한 염증이 아니라 만성 비세균성 전립선염이기에 항생제, 소염진통제 등의 약물 복용을 오랜 기간하여도 증상이 잘 개선되지 않는 남성환자들이 한의원에 많이 내원합니다.

만성비세균성 전립선염의 원인들은 몇 가지로 추정됩니다.

1) 면역력 저하로 인한 염증
2) 혈액순환 장애
3) 전립선과 회음부 경직 및 구축

이로 인한 전립선 기능 저하로 다양한 증상들이 발생합니다. 한의학에서는 수천 년 전부터 염증을 치료하는 소염 성분의 한약들이 발견, 처방되어 내려옵니다. 또한 만성비세균성 전립선염에 봉약침 치료를 시행하는 이유도 자연발생적으로 나타나는 염증의 치료를 위함입니다.

여기서 우리는 과학적으로 연구된 봉독의 성분과 효과를 살펴바야겠습니다.

〈출처 : YTN science 〉

* 멜리틴 : 강한 용혈작용, 혈액순환 개선효과
* 아파민 : 항염증, 소염작용, 진통효과, 면역력 개선
* 포스폴리파아제 A2 : 세포조직의 분해, 용혈, 촉매작용
* 도파민 : 신경전달물질

* 펩타이드 외 40여 가지 : 항염증, 항균작용, 강력한 진통효과, 면역증강효과

이러한 성분과 효과들 중 만성비세균성 전립선염에 작용하는 효과들이 바로 면역력 강화 + 염증치료 효과 + 혈액순환 개선입니다.

서울 강남역에 위치한 청담인한의원과 전국 한방남성네트워크 한의원들에서는 알러지 성분이 제거된 봉약침액을 시술하고 있으며, 첫 시술 전 반드시 알러지 테스트를 시행하여 봉독에 대한 알러지 반응 여부를 확인 후 치료를 시작합니다.

물론 알러지 성분을 제거한 봉약침액이라 하여도 경험상 50명중 1명 정도는 붓거나 가려운 환자들이 있지만 일상생활을 방해하는 정도는 아니며 대부분 1-2일 안에 알러지 증상은 사라집니다.

1주일에 1-3번 내원하여 해부학적으로 전립선과 가장 가까우며 한의학에서 중요한 경혈로 인식하는 회음부(고환과 항문 사이, 회음혈)와 하복부 경혈자리에 봉침을 시술합니다.

또한 증상이 오래되거나 심한 경우엔 반드시 치료한약을 처방하여 복용토록 권장합니다.

만성비세균성 전립선염에 효과적인 치료한약들은 다음과 같습니다.

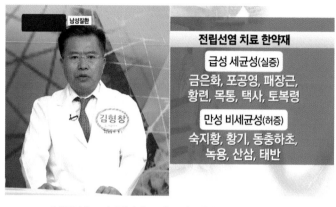

〈매일경제tv 건강한의사 : 김포 감초당한의원 김형창 원장〉

= 기력, 면역력 : 황기, 인삼, 당삼, 하수오, 산수유, 숙지황, 녹
  용 등
= 소염, 염증치료 : 금은화, 포공영, 패장근, 황금, 황백 등
= 이뇨작용, 신기능 개선 : 차전자, 토사자, 복분자, 오미자,
  구기자 등
= 기혈순환 개선 : 침향, 시호, 승마, 계지, 복령, 우슬 등

체질과 환자의 증상에 따라 한의사의 진료 후 처방되는 치료 한약이며 최근에는 복용과 휴대가 간편한 캡슐형 한약들도 처방됩니다.

당신이 만약 20-40대 남성이라면, 만성적으로 잦은소변, 시원치 않은 소변, 소변 시 통증, 야간뇨, 회음부 통증이나 압박감,

성 기능 저하 등으로 고생하고 있다면, 오랜 기간 양약을 복용해도 여전히 힘들다면 지금 바로 한방남성네트워크 한의원 원장님들과 상의해보시죠!

12 | 전립선비대증치료에 효과적인 전립선 봉침치료

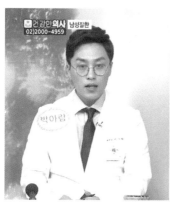

〈매일경제ltv 건강한의사 : 인천 바른한의원 박아람 원장〉

현대과학과 의학의 발전에도 불구하고 많은 노년층 남성들이 힘들어하고 있는 전립선비대증은 노화와 고령화에 의하여 극복이나 완치가 여전히 어렵습니다.

서양의학에서는 전립선비대증의 원인을 노화와 남성호르몬 문제로 인식하고 있으나 한의학에서는 좀 다른 방향으로 판단하고 있습니다.

1) 어혈(瘀血)

어혈이란 비생리적인 혈액의 총칭이라고 말할 수 있습니다. 흐르는 물은 썩지 않으나 고인물은 시간이 지나면서 변질과 부폐가 일어나듯이 노화로 인한 전립선 부위의 혈액순환 장애와 전립선액의 원활한 배출에 문제가 발생하면 어혈이 생성되며 이로 인하여 전립선 조직의 비대가 진행된다는 견해입니다.

2) 담음(痰飮)

담음이란 비생리적인 인체의 노폐물이라고 말할 수 있습니다. 나이가 들면서 혈액은 혼탁해지고 체내에서는 노폐물의 배출이 어려워지며 체내에 담음이라는 쓰레기들이 쌓인다는 의미입니다. 이러한 한의학적 담음 개념도 전립선비대증의 원인으로 파악합니다.

3) 신기허약(腎氣虛弱)

한의학에서 말하는 신(腎)의 개념은 단순히 현대의학의 신장만을 지칭하는 것이 아니라 비뇨생식기 계통의 전체적인 기능을 의미합니다. 신장, 방광, 전립선, 성 기능 등을 포함한 포괄적인 개념입니다. 나이가 50이 넘어가면서 이 신기가 허약해지는 원인도 전립선비대증의 유발 원인입니다.

이러한 한의학적 원인들을 치료할 수 있는 치료법 중 하나가 바로 봉독, 봉약침, 봉침 치료입니다.

봉독은 大熱無毒(뜨거운 성질에 독이 없으며) 辛甘鹹(맛은 맵고 달고 짜며)하고 祛風濕(풍습을 제거하고), 通經活絡(기혈순환을 촉진), 消腫排膿(소염,항염작용-), 淸熱凉血(열을 식히고 피를 맑게하며), 鎭痛(통증완화), 抗癌(항암효과), 滋養强壯(자양강장), 鎭靜(진정)등의 작용을 하므로 전립선비대증을 치료에 효과적입니다.

서울 청담인한의원과 전국 한방남성네트워크에서는 전립선비대증으로 내원하는 환자들을 다음과 같이 진료, 치료합니다.

* 초진 진료, 증상 문진표 작성
* 치료방법 제시 및 치료프로그램 계획
* 주 1-3회 내원치료와 봉약침 시술, 약침치료
* 치료한약 및 캡슐형 한약 처방
* 회음부에 바르는 봉독크림 처방
* 생활에서 자가노력 방법 티칭
* 내원 시마다 증상개선 정도 파악
* 호전 및 치료종료. 향후 지속적인 치료, 노력, 관찰 필요성 티칭

특히 전립선비대증에 봉약침 치료를 중요시 하는 이유는 다

음과 같습니다.

= 전립선에는 혈관분포가 적어 약물성분 유입이 어려움
= 전립선과 해부학적으로 가장 가까운 회음부위에 봉약침
  을 집중 시술할 수 있음
= 온열효과와 자양강장 효과
= 혈액순환 개선 및 면역력 강화 효과
= 어혈 및 담음 치료 효과

이러한 정기적인 봉약침 치료와 다양한 한의학적 치료법들로
증상이 개선된다면

= 잦은소변 : 소변 보는 시간이 연장됨
= 잔뇨감, 시원치 않은 소변 : 소변 줄기가 강해짐
= 야간뇨 : 야간뇨 횟수가 줄어들고 숙면이 가능해짐
= 급박뇨, 절박뇨 : 소변을 참는 시간과 능력이 개선됨
= 발기력 : 성기에 힘이 들어가며 발기력도 개선됨

만약 당신이 전립선비대증 약을 오랜 기간 복용해도 여전히
소변 증상으로 일상생활이 힘들다면, 전립선비대증 수술을 권
유받았으나 부작용 등의 문제로 수술을 피하고 싶다면, 전립선
비대증 약 부작용으로 약물복용을 줄이거나 중단하고 싶다면
전국한방남성네트워크 한의원 원장님들과 진료,상담해보시죠.

한의학적 치료가 모든 전립선비대증 환자들을 치료할 수 있는 최고의 치료방법은 아닙니다.

또한 모든 분야에서 서양의학보다 치료효과가 뛰어나다고 말할 수도 없습니다.

그러나 수천 년 전부터 내려오는 경험의학으로써 전립선 봉약침치료와 전립선비대증에 효과적인 치료한약 복용 그리고 스스로의 자가노력을 통해 현재의 증상 개선에 도움이 될 수는 있습니다.

13 | 전립선비대증 증상 개선에 탁월한 한약처방

인류가 시작된 후부터 현재까지 전립선비대증 질환은 존재하고 있습니다. 그렇다면 수천 년 역사의 한의학에서도 전립선비대증에 효과적인 한약과 처방을 찾으려는 노력과 임상은 계속 진행되어 오고 있겠죠?

조선시대 임금님의 전립선비대증으로 인한 소변문제와 야간뇨를 치료하기 위하여 수많은 어의들은 아마도 밤을 새 가면서 연구와 처방을 하였을 것입니다.

전립선비대증에 효과적인 한약들과 치료처방들은 다음과 같습니다.

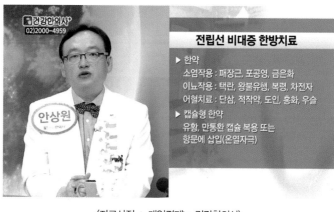

〈자료사진 : 매일경제tv 건강한의사〉

1) 소염효과

패장근, 포공영, 금은화

2) 이뇨효과

택란, 왕불유행, 백복령, 차전자

3) 어혈, 담음치료

단삼, 적작약, 도인, 홍화, 우슬

4) 신기능 강화

숙지황, 산수유, 구기자, 토사자, 복분자, 오미자,녹용

5) 기혈순환 개선

침향, 우슬, 계지, 황기

　수만 가지의 한약재 중 전립선비대증 증상 치료에 효과적인 수백 가지의 한약을 선택하고 다시 환자의 체질과 증상에 알맞

게 처방하는 수십 가지의 효과적인 치료한약들.

최근에는 복용과 휴대가 간편한 캡슐형 한약이나 장기적으로 복용이 필요한 경우에 처방하는 환 형태의 한약도 많이 처방됩니다.

이러한 치료한약들은 전립선비대증 환자가 어떤 체질인가를 판단하여 처방하는 체질한약(태음인, 소양인, 소음인, 태양인)도 있으며, 환자의 주 증상이 어떤 것인가에 따라 처방하는 변증한 약도 있고, 증상의 치료를 우선으로 할 것인가 아니면 환자의 약해진 신기능을 강화시키는 보약 개념의 한약을 처방할 것인 가 하는 한의사의 선택도 있습니다.

다만 현재까지 한국의 의료보험 체계에서 아직도 한약은 보험적용이 안되고 있어(물론 일부 엑기스 제제는 보험적용이 됨) 고가의 한약을 장기간 처방하기에는 여러 가지 어려움이 있는 안타까운 실정입니다.

앞으로는 더 효과적인 한약재 개발과 우수한 전립선비대증 치료한약의 발전 그리고 제도권 안에서 많은 노년층 남성들이 경제적 부담없이 꾸준하게 복용할 수 있는 의료보험 적용을 기 대해봅니다.

14 | 전립선, 전립선비대증에 왕들의 자양강장제 침향을 처방하다

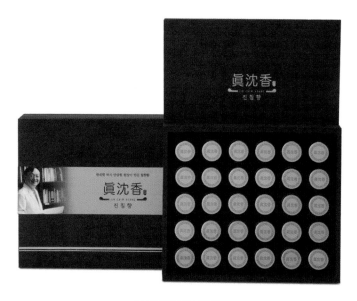

〈안상원박사의 진침향〉

침향이라는 한약재를 들어보신 적 있으신가요?

아마도 침향만큼 긴 역사와 스토리가 많은 한약재는 또 없을 것 같습니다.

성경에는 하느님이 처음 만드신 나무가 침향나무이며, 예수님이 돌아가신 후 시신을 천에 감쌀 때 침향과 몰약을 사용했으며, 불교에서도 최고의 공양을 침향으로 하였습니다.

중국에서는 황제들의 보약에 침향을 처방하였으며 양귀비의 거처를 침향나무로 지었다는 기록도 있고 한국에서는 신라시대에 왕이 진골이나 성골도 침향을 복용하지 못하게 할 정도로 귀한 한약이었습니다.

조선시대에는 일본에서 사신이 침향을 가지고 들어와 세종대왕에게 팔만대장경과 교환을 요청드리기도 하였을 정도로 아주 귀한 금보다도 더 비싼 한약입니다.

침향은 동남아에서 자생하는 침향나무가 상처를 입었을 경우 스스로를 보호하기 위하여 분비하는 수지(나무진액)입니다.

자연산 수지는 마치 한국의 산삼과 비슷하게 매우 귀한 한약재로 베트남의 경우 과거에 수십 년 동안 프랑스의 식민지배 시절에 프랑스에서 싹쓸이하여 현재는 멸종하였다고 정부공식 발표를 한 적이 있으며 현재는 국제적 멸종위기종으로 규제 및 보호를 받고 있습니다.

세종대왕, 샤넬N5, 벤츠 마흐바흐의 공통점은?

얼핏 연관성이 없어보이나 이 3가지 단어의 공통점은 침향입니다.

세종대왕부터 조선의 왕들이 치료용으로, 보약으로 귀하게 복용한 한약이 바로 침향이며, 세계적으로 유명한 향수 샤넬N5의 주요성분이 침향오일이며, 벤츠 최고급 사양인 마흐바흐에는 침향 향기 분사장치가 있다고 합니다.

중동과 유럽에서는 침향을 이용하여 최고급 향수 및 아로마 테라피에 사용하고 있으며, 중국, 한국, 일본에서는 오래전부터 최고의 한약으로 여겨져 내려옵니다.

전립선염, 전립선비대증, 성 기능 저하 등 남성질환에 침향을 처방하는 이유는 침향의 다음과 같은 성분과 효과 때문입니다.

= 첫 번째 핵심 성분은 '베타셀리넨(β−Selinene)'입니다.

베타셀리넨은 만성 신부전 환자의 증상을 호전시키는 데 효과가 있는 것으로 알려진 성분이며 연구에 따르면 만성 신부전 환자에게 침향을 섭취하게 한 결과 식욕부진과 복통, 부종 등 기존 증상이 호전된 것으로 확인되었습니다. 침향에 있는 베타셀리넨이 신장에 기운을 불어넣고 기력을 회복하는 데 도움을 줘 증상이 개선된 것으로 분석됩니다.

또한 중약대사전에는 비뇨생식기능을 돕는다 하였고, 양기부족이나 정력감퇴, 소변을 자주 보는 전립선 질환에도 탁월한 효과가 있습니다.

= 두 번째 유효 성분은 '아가로스피롤(Agarospirol)'입니다

아가로스피롤은 신경을 이완하고 마음을 진정시키는 효과가 있습니다. 그래서 '천연 신경안정제'로 불리기도 하며 심리적 안정감을 회복시켜 주기 때문에 불면증을 극복하는 데도 도움을 준다는 보고가 있습니다. 『본초강목』에 "정신을 맑게 하고 심신을 안정시켜 준다"고 기록된 것은 아가로스피롤 성분 때문입니다.

잦은 소변이나 야간뇨 등의 증상은 전립선 자체의 문제이기도 하나 스트레스, 심리적인 불안, 불면증에 기인하기도 하여 심신을 안정시키고 피로를 회복시켜주는 침향은 남성들에게는 최고의 치료약이자 보약이라 할 수 있습니다.

최근 개인적인 인연으로 태국과 라오스 최대 침향농장을 운영하는 기업과 접촉이 되어 천혜의 환경에서 재배되는 침향나무에서 추출한 침향수지를 안정적으로 수입하게 되었으며 식약처의 검사를 통과하여 서울 청담인한의원과 전국 한방남성네트워크에서는 침향환을 처방하고 있으며, 건강식품으로 안상원박사의 진침향, 진침향골드, 황제진침향 등을 연구, 개발 출시하여 판매 중입니다.

만성전립선염, 전립선비대증, 야간뇨 등 전립선 질환 치료는 물론이고 성 기능 저하와 스트레스, 만성피로 등 현대인이 힘들어하는 다양한 질환 및 증상 개선에 천년의 향기라 불리우는 침향이 많은 도움을 줄 것으로 사료됩니다.

15 특허받은 봉독크림, 전립선 질환에도 효과적

앞서서 2200년 전 기록된 중국의 고대의서 <마왕퇴의서>에서 나오는 봉독을 이용한 남성 성 기능 개선 비법 및 현대과학의 발전으로 봉독의 성분과 효과를 밝혀내었고 한국 한의학에서는 봉약침, 봉독약침을 사용하여 다양한 통증성 질환, 난치성 질환 및 남성질환 치료에 시술하고 있다고 소개드렸습니다.

서울 청담인한의원 진료실에서 많은 전립선 환자들을 진료하면서 대부분 남성 환자들이 한의원에 정기적으로 내원이 어려울 만큼 바쁘게 생활하고 간혹 회음부위나 성기 피하에 약침을 주사기로 시술받는 것을 두려워하기도 하며 꾸준한 치료가 필요한 경우들도 많아 좋은 치료법을 고민하던 중 정제 봉독 성분을 알로에나 천년초 성분에 배합하여 한방봉독연고를 환자들에게 처방하기 시작하였습니다.

한의원에는 매일 내원이 현실적으로 어려우니 아침 저녁으로 회음부위나 성기에 마사지하듯이 바르게 한 것입니다.

이와 동시에 특허를 출원하였으며 마침내 2017.12 특허청으로부터 특허를 획득하게 되었습니다.

특허를 받은 후 본격적으로 제품을 출시하기 위하여 주식회사 비메디컬 법인을 설립하였으며 2018.4 드디어 위너크림(남성전용 한방 화장품)이 출시되어 현재까지 판매 중입니다.

한의원에서 처방하는 봉독연고는 전문한의약품 개념이라 반드시 직접 내원 진료 후 처방이 가능하기에 남성 봉독 화장품으로도 출시하여 간편하게 인터넷으로도 전국 어디서나 구입하여 사용할 수 있게 출시된 제품이 바로 위너크림입니다.

세계적으로도 성분과 효과가 뛰어난 정제봉독은 미국 FDA DMF(원료의약품)으로 등록된 봉독을 첨가하였으며 여기에 온열성분 및 남자들에게 좋은 성분들을 추가로 첨가하여 남성 성기와 회음부에 바르는 봉독크림이 탄생하게 되었습니다.

전립선염이나 전립선비대증으로 고생하는 남성환자분들은 매일 아침 저녁으로 회음부위(고환과 항문사이)에 마사지 하듯이 바르고 문질러주면 피부를 통해 정제봉독 성분이 흡수되어 효과를 발휘하며 피부에 바르는 봉독은 알러지 현상이 없는 것으로 국립농업과학원 연구결과가 발표되어 안심하고 사용하실 수 있습니다.

또한 조루 문제로 고민하고 있다면 봉독크림을 귀두와 성기에 수시로 바르면서 스탑앤드스타트라고 하는 미국의 유명 성의학자가 개발한 조루극복 자위행위 연습을 꾸준히 하시면 효과적이며, 발기력 저하나 발기부전으로 힘드시다면 봉독크림을 성기에 마사지하듯이 꾸준히 바르면서 약간씩 발기를 시키는 연습을 하신다면 도움을 받으실 것입니다.

물론 남성 전립선 봉독크림만 사용해서는 소변증상 개선에 부족할 수 있습니다.

첫째는 적극적인 한의학적 치료

둘째는 스스로의 여러 가지 자가노력들

셋째는 피해야할 음식, 식이요법

그리고 마지막으로 한방봉독크림 사용 등의 다양한 노력들을 꾸준히 하는게 전립선 건강을 회복하고 자신감 넘치는 남성으로의 삶에 도움이 됩니다.

〈정제봉독을 이용한 조루치료 및 발기부전치료 외용제〉

특허증
CERTIFICATE OF PATENT

특허 Patent Number
제 10-1813530 호

출원번호 Application Number
제 10-2016-0162850 호

출원일 Filing Date
2016년 12월 01일

등록일 Registration Date
2017년 12월 22일

발명의 명칭 Title of the Invention
정제봉독을 이용한 조루치료 또는 발기부전치료 외용제 및 이의 제조방법

특허권자 Patentee
안상원(0205-*******)

발명자 Inventor
안상원(0205-*******)

위의 발명은 「특허법」에 따라 특허등록원부에 등록되었음을 증명합니다.
This is to certify that, in accordance with the Patent Act, a patent for the invention
has been registered at the Korean Intellectual Property Office.

2017년 12월 22일

특허청장
COMMISSIONER,
KOREAN INTELLECTUAL PROPERTY OFFICE

성 윤 모

특허청
Korean Intellectual
Property Office

〈위너크림〉

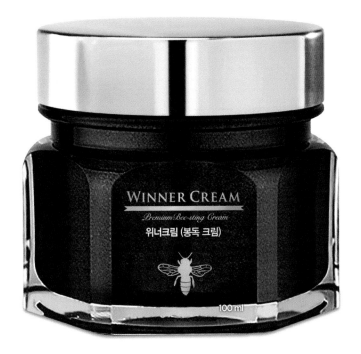

〈휴대용 위너크림 =〉 위너크림파워〉

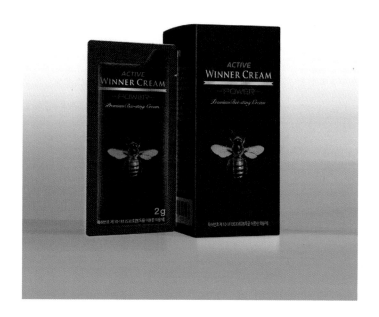

전립선비대증, 전립선염, 조루, 발기부전 봉침으로 치료한다!

16 | 남성 성기와 발기 그리고 발기부전

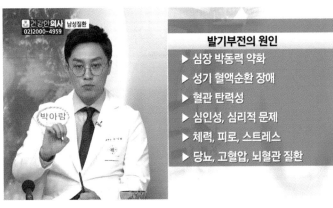

〈매일경제tv 건강한의사 : 인천 바른한의원 박아람 원장〉

10대부터 80대 남자들의 최대 관심사 중 하나가 바로 남성 성기입니다.

남성의 상징이자 청소년기 자위를 처음 시작하면서, 20~30대 최고의 발기력과 성 기능을 자랑하는 연령대를 지나 어느덧 발기력이 약해지기 시작하는 40대와 남성 갱년기 시기인 50대, 그리고 전립선비대증으로 여러 가지 소변 증상이 나타나는 60

대에서 가장 소변 보기가 어려운 70~80대까지 모든 남성들은 하루에도 여러 번 소변을 보기 위하여 본인의 성기를 만지게 되며 눈으로 확인하기도 하고 정상적인 성관계를 위한 발기력과 남성들에게 최악의 증상인 발기부전까지.

미국인들도 50~54세 남성 4명 중 1명이, 60대 이상 남성은 2명 중 1명이 발기부전으로 힘들어한다는 통계도 있습니다.

얼마 전 진료실에서 만난 50대 환자분이 생각납니다. 발기부전치료제를 복용하신 후 교제하는 여성과 호텔방에 들어갔는데 정상적인 발기가 안되어 결국 다시 나오셨다는 하소연을, 아마도 남자들에게 있어 이보다 더 당황스럽고 자신감이 추락하는 경우는 없을 것 같습니다.

남자들에게 성기와 발기, 발기부전은 어떤 의미일까요?

일단 남성의 성기와 발기 현상을 알아보겠습니다.

성기는 신경과 평활근, 혈관의 조합으로 두 가지 주된 기능을 수행합니다.

⇒ 성행위와 배뇨

남성의 성기는 마치 풍선과 비슷한데, 기본적인 단면은 각이 둥근 삼각형 형태이며 실린더 조직들이 있으며 음경해면체와 요도해면체로 구성되어 있습니다. 발기 시 동맥은 혈액을 성기에 공급하고, 정맥은 발기로 몰려든 혈액이 성기에서 빠져 나가지 못하게 막아줍니다.

결과적으로 정상적인 발기와 성행위를 위해서는

1) 성적인 자극이나 상상

2) 심장박동력에 의해 성기 동맥으로 혈액 유입

3) 음경해면체와 정맥의 수축으로 성기 내 혈액의 충만

4) 발기와 적정시간 동안 발기유지력이 필요합니다.

발기가 되는 메카니즘을 좀 더 자세히 설명해보면

⇒ 성적인 자극이나 상상에 의해

⇒ 산화질소라는 물질이 신경말단에서 분비되고

⇒ 성기의 평활근 조직이 이완되면서 해면체가 팽창되고

⇒ 동맥들은 혈액을 해면체 속으로 계속해서 펌프질하여

⇒ 성기가 확대되고 발기됩니다.

⇒ 이때 성기의 정맥들은 성기 해면체에 의해 압박되어

⇒ 성기의 혈액이 빠져나오지 못하게 되어 발기가 유지됩니다.

⇒ 사정을 하게 되면 산화질소는 더 이상 분비되지 않으며

⇒ 성기 평활근은 수축되고, 성기로 유입되는 혈액량은 감소
하여

⇒ 정맥에 가해진 압력은 줄어들어 혈액이 성기에서 빠져나
가며 발기는 끝나게 됩니다.

남성의 성기가 얼마나 크고 단단하게 발기되는가는 해면체의
잠재적 수용능력이 유전적으로 어느정도인가에 달려 있다고 합
니다.

발기부전이란, 발기를 시작하거나 지속시키는 데 어려움을 겪는 경우를 의미합니다. 발기력 저하나 발기부전은 주로 노화, 내과적 질환(동맥경화증, 당뇨, 고혈압 등), 지나친 과음, 흡연, 특정 약물, 그리고 감정이나 정식적인 요인에 의해 발생합니다.

65세까지 남성의 25% 정도가 발기부전을 경험한다고 하며, 40대에서 70대로 가면서 발기부전 발생률은 5%에서 15% 정도로 3배나 증가합니다.

다만 당신이 잠자는 동안 여러 번 발기가 일어났다면, 성관계 시도 시에 발기가 잘 안되었다면 신체의 문제가 아닌 심인성 원인일 가능성이 높습니다. 스트레스 역시 중요한 발기력 저하와 발기부전의 원인입니다. 남성이 스트레스를 받으면 성기에 모였던 혈액의 상당 부분이 팔 다리의 근육으로 빠져나가면서 발기력이 저하되고 심하면 발기부전이 유발되기도 합니다.

그리고 흡연자들은 건강한 발기를 위해서 금연이 꼭 필요합니다.

담배의 니코틴 성분은 혈관을 수축시키는데, 동맥에서 성기로 공급되는 혈액의 양이 감소하여 단단한 발기력을 기대하기 어렵습니다.

2000년대 초반부터 시판되기 시작한 발기부전치료제로 인하여 많은 발기부전 남성들이 도움을 받고 있습니다. 만약 당신이 비아그라, 시알리스, 레비트라, 팔팔정 등을 복용하여 정상적인 성관계를 하고 있다면 행운입니다.

그러나 미국 임상 통계에 의하면 비아그라를 복용한 발기부전 남성 중 약 20% 정도는 발기에 도움이 안 된다고 조사에 응답하였다고 합니다. 즉 모든 발기부전 환자들에게 포스포다이에스테라제 억제제들이 효과적인 것은 아니며 성적인 자극이 동반되어야 발기가 일어납니다. 또한 이러한 발기부전치료제들은 공복에 복용하는 것이 가장 효과적이며 다음과 같은 경우엔 복용이 금지됩니다.

   * 최근 6개월 이내 부정맥이나 심장마비를 경험한 경우
   * 저혈압(90/50mmHg 미만) 또는 고혈압(179/110mmHg 이상)
   * 울혈성 심부전이나 흉통이 있는 경우
   * 니트로글리세린 등 질소화합물을 복용하는 경우

그리고 65세 이상 고령자는 복용에 주의가 필요합니다. 발기부전치료제를 복용 후 성관계를 하다 급성 심장마비로 인하여 사망하는 소위 말하는 복상사의 위험도 존재하기 때문입니다.

서울 청담인한의원과 전국 한방남성네트워크 한의원에는 주로

* 발기부전치료제를 복용하였는데도 발기가 안되어 성관계를 실패한
* 젊은 나이에 약을 복용하자니 나중에 내성이 걱정되는
* 점차 발기부전치료제 복용량이 늘어나 복용량을 줄이고 싶어하는
* 약물에 의존보다는 자연발기력을 개선시키고 싶은

남성 환자들이 많이 내원합니다. 이런 환자들에게 1. 성기 피하 봉약침치료 2. 치료한약 및 캡슐한약 3. 성기에 바르는 봉독 크림 등의 치료법으로 치료를 시행하며 많은 경우에 자연 발기력 증가, 발기부전치료제 복용 없이 성관계 가능, 발기부전치료제와 함께 치료하여 정상적인 성관계를 가능하게 하는 치료효과를 얻고 있습니다.

한의학적 치료가 최선의, 최고의 치료법이라고 말할 수 없으며, 발기부전치료제 역시 모든 발기부전 남성들에게 효과적이지도 않습니다.

다만 한·양방 협진이나 동시 치료를 통해 더 많은 남성들이 더 오랫동안 건강한 성생활을 즐기시고 행복한 노년을 보내실 수 있다면 그것이 바로 최선의 치료법일 것입니다.

또 한 가지. 많은 남성들이 성기에 봉침치료를 받으면 성기가 커지거나 확대가 가능한지 문의를 해옵니다. 사실 성관계에서 중요한 것은 페니스의 크기가 아니라 당신의 자신감이며, 페니스의 크기는 전적으로 유전에 의해 결정된다고 합니다. 미국의 유명한 비뇨기과 의사들은 "사실상 페니스 크기를 키울 효과적인 방법은 없다"라고 주장합니다. 성기확대 수술 중 현수인대를 자르는 수술은 발기 시 절대적인 길이가 늘어나지 않으며, 보형물을 성기에 삽입하는 수술도 보기 흉한 기형을 유발하거나 심각한 합병증이 발생할 가능성으로 수술을 시행하지 않고 있습니다. 사실상 모든 남성들의 성기 크기는 출생 당시 해면체의 크기에 의해 이미 결정된다고 합니다.

물론 저는 개인적으로 지인들이나 환자들의 성기확대 수술을 반대하지는 않습니다. 여성들이 작은 가슴으로 고통받다가 유방확대 수술 후 자신감을 찾듯이, 남성도 성기확대 수술 후 스스로 만족할 수 있다면 시도해볼 만한 수술이라고 생각합니다.

그러나 결국 가장 중요한 점은 성기의 크기가 상대방의 오르가즘을 보장해 주는 것도 아니며 본인의 섹스 만족도가 급상승하지도 않을 수 있으니 신중히 고려해보시고 가능하다면 많은 수술 경험을 가지고 있는 비뇨기과 의사를 찾아가시길 바랍니다.

17 | 조루, 조루증 남자 3명 중 1명이 고민한다는?

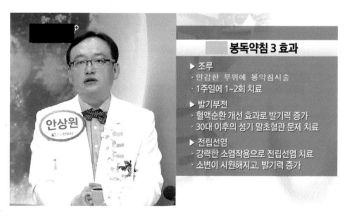

〈매일경제tv 건강한의사 : 서울 청담인한의원 안상원 원장〉

오랜 기간 동안 청담인 한의원에서 남성질환 환자들을 진료.
치료해오면서 가장 많이 접한 환자가 바로 조루 환자입니다.

그만큼 많은 성인 남성들이 힘들어하고 본인의 노력만으론
개선이 안되어 치료를 받으러 오시는 증상인 것 같습니다.

삽인 전 애무 단계에서 사정을 하는 환자, 조루로 이혼을 당

했다고 호소하던 환자, 반복되는 빠른 사정으로 이제는 여성과의 데이트가 겁난다는 환자, 극심한 조루증으로 부인에게 눈치를 보고 어깨가 축 늘어졌던 환자, 오래된 조루로 이제는 부인이 성관계를 거부하여 힘들다고 호소하던 환자 등등 아마도 수천명 이상의 조루 환자들을 진료실에서 만났던 것 같습니다.

통계적으로 성인 남자 3명 중 1명이 고민한다는 조루, 원인과 증상 치료법에 대해 그동안의 임상경험을 통해 정보드리겠습니다.

* 조루 정의
조루, 조루증이란 빠를 무, 샐 漏 의 한자를 사용합니다. 즉 너무 빠르게 사정이 되는 증상이며, 본인의 의지와 상관없이 사정을 하는 현상입니다.

* 조루 기준
한국에서는 정확한 통계가 나와있지 않으나 호주 대학교에서 남녀 400쌍을 대상으로 한 달간 연구한 결과는
  ⇒ 가장 빠른 사정 34초, 가장 늦은 사정 44분
  ⇒ 평균 남자들의 사정은 삽입 후 5.4분
  ⇒ 콘돔의 사용 유무와 사정 시간은 관련 없음
  으로 발표되었습니다. 이를 기준으로 하여 한국 남자들이 평균 사정 시간은 삽입 후 약 5분 정도로 추정하며

⇒ 고도 조루증 : 삽입 전 사정, 삽입 후 1분 이내 사정
⇒ 중등도 조루증 : 삽입 후 1-3분 이내 사정
⇒ 경도 조루증 : 삽입 후 3-5분 이내 사정
3단계로 구분합니다.

* 조루 원인
크게 4가지로 구분되며 조루 치료와 극복이 어려운 이유는
원인이 다양하기 때문입니다.
⇒ 귀두와 성기 민감성
⇒ 중추신경의 빠른 흥분(급한 성격, 빠른 발기, 빠른 사정)
⇒ 심인성(불안, 초조, 강박)
⇒ 오래된 습관(청소년기 자위행위를 할 때부터 빠른 사정)

조루 치료와 완치가 어려운 또 하나의 이유는 아직까지 조루
의 근본적인 원인을 개선할 수 있는 치료법이 서양의학에서도,
동양의학에서도 부족하다는 사실입니다.

한국과 극히 일부 국가에서 조루치료를 위하여 시행하는 조
루수술(신경절제술, 신경차단술, 보형물 삽입술) 등은 미국이나
일본에서는 시행하지 않는 수술로 의료선진국에서는 수술에 대
한 효과보다는 수술후유증 가능성이 더 문제가 될 수 있다고 판
단합니다.

또한 미국에서 개발된 조루치료약(프릴리지) 역시 항우울제
계통이라 많은 부작용과 더불어 한국인의 조루 개선에는 효과

가 미미하여 많은 도움을 받지 못하고 있습니다.

이러한 이유로 서울 청담인한의원과 전국 한방남성네트워크 한의원에서는 다양하고 효과적인 한의학적 조루치료법을 시술 중입니다.

1) 성기 피하 봉약침 치료

알러지 성분이 제거된 봉약침액을 사용하며 첫 시술 전 반드시 알러지 테스트를 시행하고 확인 후 성기에 시술합니다. 봉독은 신경독 효과를 발휘하여 민감한 귀두와 성기의 신경을 둔화시키는 효과를 나타냅니다.

2) 경항부 약침치료

두꺼비독에서 추출한 섬수약침은 세로토닌 분비를 촉진하는 효과가 있어 조루 치료 시 병행하면 중추신경의 빠른 흥분을 개선시키는 효과를 발휘합니다.

3) 치료한약, 캡슐한약

심리적 불안감을 개선시키고 뇌에서 빠른 흥분감을 완화시키며 사정과 관련된 근력을 강화시켜 조루증 치료에 도움을 주는 한약을 처방합니다.

4) 성기에 바르는 봉독크림

정제봉독 성분이 함유된 조루치료 외용제로 특허를 받은 봉독크림은 평상시 꾸준히 귀두와 성기에 바르면 피부를 통해 봉독이 흡수되어 발기력 개선 및 조루 치료에 효과적입니다. 평상시 꾸준히 바르고 성관계 30분 전에도 바르면 좋으며 물로 씻지 않고 삽입이나 오랄도 가능합니다.

5) 조루 환자들의 자가노력도 필수!

진료실에서 늘 조루환자들에게 티칭하는 사항들을 정리하였습니다.

* 가능하면 자주 성관계를 해야 한다
  : 수개월 만에, 오랜만에 관계를 하면 대부분 남자들은 빠른 사정을 하게 됩니다. 조루 극복을 위해서는 가능한 자주 성관계를 하는 게 좋으며, 성관계가 어렵다면 정기적인 스탑앤드스타트 조루탈출 자위행위를 하세요.

* 스탑앤드스타트 조루탈출 자위행위 연습방법
  : 미국의 유명한 성의학자가 개발한 자위행위 방법으로 핵심은 간단합니다.
  : 자위를 하면서 3번 사정감을 참고 4번째 사정을 하는 연습을 꾸준히 하는 방식입니다.

: 사정감을 참는 능력, 사정감을 조절하는 능력을 평소에 기
르는 연습방법입니다.

: 자위행위 시 3번 사정감을 참고 4번째 사정하는 것을 10분
간 할 수 있다면 실제 성관계 시에는 5분 정도 성관계가 가
능해집니다. 봉독크림을 바른 후 하시면 더 효과적입니다.

* 성관계 전 약간의 음주도 효과적
: 약간의 음주는 마음의 긴장감을 풀어주고, 성기의 민감한
감각도 둔화시킵니다. 과음은 금물이며 기분 좋을 정도로
술을 드신 후 성관계를 시도해보세요.

* 귀두가 예민하다면 깊은 삽입 상태에서 피스톤 운동을 하
세요
: 대부분의 조루 환자들은 귀두 부위가 예민하며, 여성의 질
부위에 삽입과 피스톤 운동을 할 때에는 질 입구에서 마찰
과 접촉이 일어납니다. 즉 질 입구를 지나 질 내부에는 공
간이 있어 귀두에 자극이 덜하니 풀로 하는 피스톤 운동보
다는 깊은 삽입 상태를 유지하면서 피스톤 운동을 하는 방
식이 효과적입니다.

* 여성상위나 연꽃 자세를 시도해보자!
: 여성 상위나 연꽃 자세는 남자의 민감한 귀두 부분에 마찰
이 적은 성관계 자세로 미국에서도 추천하는 자세입니다.

* 여러 가지 노력과 치료로 시간이 늘어난다면 이제 자세를 변경해보자!

: 삽입 후 1-2분 이내 사정하는 경우에는 성관계 중 자세 변경이 거의 불가능합니다. 그러나 사정 시간이 2분 이상으로 늘어난다면 이제는 자세를 한번, 두 번 바꾸는 연습을 시작해야 합니다. 정자세, 여성상위, 후배위, 연꽃자세 등등 당신이 1-2번 이상 자세를 변경한 후 사정을 하게 된다면 성관계 시간은 5분 이상으로 연장될 것입니다.

이러한 여러 가지 한의학적 치료와 본인의 연습, 노력으로 시간이 연장되었다면 이제 당신은 자신감이 생기게 되며 마음의 여유를 가지고 침대 위에서 주도권을 되찾게 됩니다.

마치 공부하는 학생들이 학원이나 과외를 통해 성적이 10등, 5등으로 올라갔다면 그 후에는 학원이나 과외를 중단해도 어느 정도 성적이 유지되는 것과 비슷하게 조루도 몇 번의 자신있는 성관계 후에는 사정을 컨트롤 할 수 있는 능력이 생기고 자신감을 되찾게 되어 평생동안은 아니더라도 어느정도 만족스러운 성관계를 지속할 수 있게 됩니다.

18 | 정액은 어디서 오는가?

 남성 성 기능과 전립선 그리고 발기와 조루 질환에서 가장 중요한 성분 중 하나가 바로 정액입니다.

 청소년기 처음으로 몽정이나 자위행위를 통한 사정을 경험한 후부터 사정이 안되는 70~80대 노년층까지 정액은 어디서 생성되고 어떤 경로를 통해 사정되는지 알고 계셔야 할 것 같아 정액에 대한 정보를 드립니다.

 사정을 할 때 분출되는 정액은 고환에서 생성되는 것이 아니라 고환, 정낭, 전립선 이 3군데 기관의 합작품입니다.

 이 중 *고환에서 만들어지는 정액 성분이 가장 적지만 가장 핵심적인 정자가 바로 고환에서 만들어집니다. 보통의 남성들은 한번 사정 시 8천~6억 개의 정자가 분출된다고 합니다.

 정자는 고환에서 생성되어 *정관이라 불리는 한 쌍의 관을 통해 정낭으로 이동합니다. *정낭은 전립선 뒤쪽에 위치한 두 개의 주머니 형태로 방광 바로 아래 요도가 시작되는 지점에 있습니다. 이 정낭에서 정액의 일부 성분이 만들어지며 전립선에서 생선된 전립선액과 합쳐집니다.

즉 남성들의 정액은 <고환의 정자 + 정낭의 생성물 + 전립선의 전립선액> 이 결합된 액체입니다.

사정 시에는 전립선이 방광에서 유입되는 소변을 차단하여 정액만 요관을 통해 분출되게 작동합니다.

또 다른 분비물은 요도구샘에서 만들어지는 투명하고 끈적거리는 액체로 사정 전이나 사정 시 가장 먼저 분비되는 쿠퍼액입니다. 17세기 영국의 외과의사인 윌리엄 쿠페의 이름을 딴 쿠퍼액은 완두콩만 한 전립선 바로 아래쪽에 위치한 쿠퍼샘에서 생성됩니다.

남성들이 사정을 할 때에는 중추신경에서 골반저 근육에 수축을 지시하며, 회음부위에 위치한 골반저 근육이 수축하면 방광의 최하단 부위가 닫히면서 사정관이 열려 정액이 요도로 유입됩니다. 회음부 근육이 수축하면서 남성 성기로 향하는 정액을 밀어내기 때문에 남성들은 바로 사정할 것 같은 사정감이 밀려옵니다. 통계적으로 한번에 사정하는 정액의 양은 티스푼 하나 정도(3cc)로 알려져 있으며 나이가 들수록 사정양은 줄어듭니다.

이러한 정액의 생성과 이동과정은 매우 복합적이고 여러 가지의 신경과 혈관, 근육들이 작용하는 메카니즘으로 남성들의 건강 상태는 정액의 양과 분출하는 힘 그리고 발기의 강도 등으로도 추정이 가능합니다.

또한 우리의 의지와는 상관없이 매일 전립선에서 생성되는 전립선액은 반드시 사정을 통해서만 몸 밖으로 배출이 가능하기에 전립선 건강을 위해서라도 정기적인 성관계나 자위행위를 통한 사정은 매우 중요합니다.

또 한 가지 주의할 점은 청소년기 무리하고 과도한 자위행위와 사정입니다.

누구나 경험하는 청소년기 자위행위는 1주일에 3-5번 정도 편안한 환경에서 자위를 즐기면서 사정을 하게 되면 건강에도 도움이 되지만, 매일 자위를 하거나 하루에도 여러 번 자위를 통한 사정을 수년 이상 지속하게 되면 성호르몬의 빠른 분비로 성장기에 성장판이 일찍 닫히는 결과를 초래할 수도 있으며 성인이 되어 조루나 발기부전의 원인으로도 작용할 수 있기 때문에 주의가 필요합니다.

그리고 사정 시 정액을 분출하는 힘과 속도도 남성 성 기능에 중요한 요소입니다.

청소년 기 자위를 할 때에는 정액이 1-2m 까지도 분출되는 현상을 경험합니다. 그러나 나이가 들수록 시원하게 사정되는 느낌이 약해지거나 정액이 멀리까지 사정되지 않는 경우들이 많은데 이는 전립선의 수축력, 이완력과 회음부 근육의 약화 그리고 발기력과 관련이 있습니다. 결과적으로 사정 시 정액 분출의 약화는 발기력 저하와 더불어 평상시 소변도 약하게 나오는 현상과 동반되어 남성 노화의 시발점으로 판단할 수 있으니 평상시 하체 유산소 운동(걷기 운동)과 웨이트운동(근력강화 운동)을 꾸준히 하시는 게 남성 성 기능과 시원한 소변 배출 그리고 강한 사정감(남성 오르가즘)을 위하여 매우 중요합니다.

19 | 서울 청담인한의원과 전국 한방남성의학회 소속 한의원 치료법은?

한의학적인 이론과 경험에 근거하여 봉약침 치료와 다양한 치료한약들 그리고 봉독크림 등의 치료방법으로 조루, 발기부전, 전립선염, 전립선비대증, 성 기능 저하 질환을 치료해온 지 벌써 10년이 넘었습니다.

그동안 전국의 500여 명의 한의사 선생님들에게 남성질환 치료법에 대한 강의를 해오고 있으며 이중 뜻을 함께 하는 전국 각 지역 한의원 원장님들과 한방남성의학회를 결성하여 정기적으로 세미나와 치료 사례 공유 및 새로운 치료법 개발을 위해 노력하고 있습니다.

남성질환은 생각보다 많은 남성들이 20대~80대까지 고통받고 있는 질환이며 남들에게 고민을 상담하기도 쉽지 않고 혼자서만 끙끙 앓는 경우들이 많으며, 서양의학적 치료에도 한계가 있는 분야입니다.

1) 전립선비대증

남성 회음부위와 경혈자리에 시술하는 봉약침치료와 체질과 증상에 맞게 처방하는 치료한약, 복용과 휴대가 간편한 캡슐한약 그리고 바르는 봉독크림, 전립선온열 마사지기 등의 치료법과 더불어 커피나 녹차, 카페인 음료 섭취 중단, 잠자기 2시간 전부터 수분 섭취 제한, 하루 30분 이상 걷기운동, 오래 앉아서 생활하지 말 것 등의 자가노력방법으로 치료를 시행합니다.

통계적으로 10명 중 7명은 증상이 호전되고 편안함을 느끼게 되며, 나머지 3명 정도는 한의학적 치료를 통해서도 증상이 잘 개선되지 않아 치료기간이 길어지거나 중도에 포기하는 경우들도 있습니다.

전립선비대증의 경우 서양의학에서는 약을 평생 복용하거나 약물 복용으로 호전이 안되면 수술요법을 시행하게 되나 부작용이 많아 많은 환자들이 수술은 꺼려하는 실정입니다.

100세 시대 전립선비대증 치료 한방남성의학회 소속 한의사 원장님들과 계속하여 연구 및 노력을 하겠습니다.

2) 전립선염

전립선비대증과는 다르게 20-40대 남성 환자들이 많으며 비교적 어렵지 않게 증상이 호전되고 있습니다. 역시 봉침치료를 주 치료법으로 하여 치료한약, 캡슐한약, 바르는 봉독크림 그리고 자가노력등의 방법으로 치료를 시행하며 10명 중 9명 정도는 증상의 호전되고 있습니다.

물론 환경적인, 심리적인, 고질적인 케이스는 역시 치료도 쉽지 않은 경우들이 있으나 항생제 복용으로 잘 개선이 안되는 회음부 통증이나 압박감 그리고 소변 증상과 동반되는 성 기능 저하 증상 개선에 한의학적 치료법은 확실히 여러 가지 장점을 가지고 있습니다.

3) 조루

20대부터 70대까지 고민하며 가장 환자도 많고 남자의 자신감을 떨어뜨리는 조루증

치료와 개선효과도 역시 가장 어려운 증상입니다.

성기의 민감성 문제, 중추신경의 빠른 흥분, 심리적 불안 그리고 오래된 습관 등 원인이 다양하여 치료법도 나이, 증상, 원인에 따라 달라져야 합니다.

성기 피하에 시술하는 봉약침치료는 봉독의 신경독 성분이 민감한 감각신경을 완화시키는 효과가 있으며 중추신경의 빠른 흥분은 약침과 치료한약을 개선시킵니다.

또한 매일 성기에 바르는 봉독크림은 피부를 통해 봉독 성분이 흡수되며 성관계 30분 전에도 바르고 물로 씻지 않고 삽입도 가능합니다. 여기에 봉독크림을 바른 후 스탑앤드스타트 조루극복 자위행위 연습을 꾸준히 시행하면 시간이 연장되고 자신감이 생기며 어느 순간부터는 강한남자로 변신합니다.

통계적으로 조루환자 10명 중 7명은 한의학적 조루치료를 통해 증상이 개선되는 것으로 알려져 있습니다.

4) 발기부전, 발기력 저하

한의원에 내원하는 남자환자들을 살펴보면 의외로 20대 발기부전을 호소하는 경우들도 있으며 30-40대 나이에도 많은 남성들이 발기력, 발기유지력 저하로 고민하고 있습니다.

또한 발기력이 저하되면 조루 증상도 동반되는 경우들이 많아 더욱 힘들며 비아그라 등 발기부전치료제를 복용하면 부작용으로 힘든 남성들, 고혈압 심장질환, 65세 이상 노년층들은 발기부전치료제 복용이 어려운 경우들도 많습니다.

자연발기력을 개선시키는 다양한 한방치료법들..

성기 피하 봉약침치료, 자양강장 보약들, 캡슐형 한약, 침향이 가미된 안상원박사의 진침향, 황제진침향, 그리고 성기에 마사지 하듯이 바른 봉독크림 등의 치료법이 전국 한방남성의학회 소속 한의원에서 효과적으로 시행되고 있습니다.

한의학적 치료가 모든 남성질환에 효과적이거나 모든 환자들의 증상을 완벽하게 치료하는 최고의 치료법은 아닙니다. 그러나 현대의학적 약물복용이나 수술로도 증상이 개선되지 않거나 오랜 기간 고생하는 환자들에게 경험의학이며 전통의학적 봉침지료나 한약치료, 봉독크림 등의 치료법은 효과적일 수 있습니다.

적극적인 한의학적 치료와 더불어 본인 스스로의 노력과 생활방식 개선 및 식이요법 등으로 현재 고통스러운 증상들을 극복하시길,,

다양한 남성질환에 한의학적 치료법인 봉약침치료, 치료한약, 봉독크림, 상담치료 등을 시행하는 전국 한방남성 네트워크 한의원을 소개해 드립니다.

진료예약 후 내원하여 상담 및 진료, 치료를 받으시면 오랜 기간 힘드셨던 질환 및 증상 치료에 도움을 받으실 수 있습니다.

1. 서울 청담인한의원 02-3448-2075 안상원 원장
2. 부산 유심한의원 051-803-8575 오세창 원장
3. 인천 바른한의원 032-885-8270 박아람 원장
4. 대구 해독한의원 053-629-8700 정호충 원장
5. 대전 이삭나비솔한의원 042-628-1075 김영석 원장
6. 김포 감초당한의원 031-983-3434 김형창 원장
7. 평택 고치당한의원 031-651-3375 김웅식 원장
8. 익산 성원한의원 063-833-7577 강병구 원장
9. 청주 강영록한의원 043-233-7535 강영록 원장

20 | 전립선질환, 전립선비대증에 좋은 음식 10가지? 먹지 말아야 할 음식은?

전립선 기능에 도움이 된다는 건강식품들이나 제품들이 많이 나와 있지만 역시 음식을 통해 섭취하는 방법이 가장 우리 몸안으로 흡수가 잘 된다는 것은 이미 알려진 사실입니다.

한의학에서 주장하는 약식동원(약과 음식은 뿌리가 같다)이죠?

전립선에 도움이 되는 식품들, 전립선비대증에 효과적인 음식들, 그리고 먹지 말아야 할 음식들을 소개합니다.

1) 토마토

산화방지 효과가 있는 '리코펜'이 풍부해 전립선을 튼튼하게 만듭니다. 라이코펜 성분은 전립선비대증 발생 및 진행을 줄이는 효과가 있습니다. 또한 6개월 이상 꾸준히 매일 15mg의 라이코펜 섭취로 전립선비대증 증상을 호전시켰다는 연구결과도 있습니다. 수박, 딸기, 자몽에도 함유되어 있으며 토마토의 경우 생으로 먹기보다 익히거나 기름(올리브유)에 볶아 먹는 것이 효과적입니다.

2) 마늘

항암작용 및 정력에 좋다고 알려져 있는 마늘에는 '알리신' 성분이 풍부해 혈중 콜레스테롤을 낮춰 고혈압과 동맥경화를 예방하고 전립선 건강에 도움이 됩니다.

3) 인삼, 홍삼

'사포닌' 성분이 기력증진, 피로회복, 면역력 증강을 도와 각종 질환 예방에 도움을 주고 항암작용이 있어 전립선암에 좋습니다.

4) 복분자, 토사자, 차전자, 구기자, 오미자

예로부터 오자(五子)라 하여 남성 성 기능 개선 및 전립선 강화에 많이 처방되던 한약재입니다. 복분자에는 '폴리페놀'이란 항산화 물질이 풍부하고, 전립선으로 가는 혈액순환을 도와 소변배출을 원활하게 하고 성 기능 개선을 도우며, 차전자는 이뇨작용이 있어 시원한 소변에 도움을 주고, 구기자는 피로회복과 정력증진에, 오미자는 수렴작용이 있어 전립선 기능 개선에 효과적입니다.

5) 마(山藥)

산에서 나는 약이란 의미의 마는 여러 효능이 있지만 전립선 기능을 강화하는 데 특히 좋은 음식입니다. 음을 보하여 주고, 남자의 성 기능을 강하게 하며 허리 힘을 개선하는 효과가 있으며, '디오스게닌' 성분이 풍부한데, 이는 체내에서 남성호르몬 분비를 돕습니다. 특히 갈아서 먹으면 효소 작용이 활발해져서 약효가 좋아지기 때문에 생으로 갈아 먹는 것이 가장 좋습니다.

6) 카레(강황)

강황에서 얻어지는 카레의 주요 원료인 '커큐민'은 옛날부터 염증 치료, 감기 예방, 천식 치료에 효과적인 것으로 알려졌으며, 최근에 전립선암을 포함하여 항암 작용이 있는 것으로 발견되어 전립선 종양 및 암 치료제에 이용되고 있습니다.

미국 콜롬비아 대학에서 카레에는 전립선 암세포가 스스로 죽어버리게 하는 아포토시스(apoptosis) 효과가 있는 것으로 발표하였습니다.

7) 연어

연어에는 전립선에 좋은 오메가3 지방산이 풍부하여 전립선 종양의 성장과 질병이 진행되는 속도를 늦추어 줍니다.

연구 결과 일주일에 한 번 이상 연어를 섭취하면 전립선암 발생률이 많이 줄어드는 것으로 밝혀졌고 연어에게서만 발견되는

두 종류의 EPA와 DHA 오메가3 지방산은 종양에 혈액을 공급해 성장과 전이를 방지하는 항혈관신생효과(anti-angiogenic effects)가 탁월하다고 합니다.

8) 표고버섯

표고버섯에는 베타 글루칸(Beta-Glucan)의 일종으로 항암 작용을 하는 '렌티난' 성분이 들어 있으며, 존슨 홉킨스 의대의 연구에 따르면 눈 건강, 폐 건강에 매우 중요한 것으로 알려진 항산화 물질 'L-에르고티오나인(Ergothioneine)'이 풍부해 독성물질로부터 전립선을 포함하여 인체 세포를 보호해 준다고 합니다.

9) 브로콜리

브로콜리는 항암 효과를 있는 식물성 영양소 설포라판(Sulforaphane)과 인돌(Indoles) 성분을 풍부하게 포함하고 있습니다.

설포라판은 전립선암의 성장을 억제하며 일주일에 1온스(28.35그램)의 브로콜리를 섭취하는 경우에 3기와 4기 전립선암 발생률을 45%까지 낮출 수 있다는 연구결과도 발표되었습니다.

브로콜리를 섭취할 때는 날로 먹거나 살짝 쪄 먹는 것이 영양소가 파괴되지 않아 더 효과적입니다.

10) 호박씨

호박씨는 50대 이상의 중년 남성에게서 발생하는 양성 전립선 비대증(BPH)에 효과적입나다. 호박씨 안에 포함된 오일 성분이 전립선 암세포의 증식을 유발하는 호르몬을 억제하고 카로티노이드(carotenoid)와 오메가3 지방산(omega-3 fatty acid)은 양성 전립선 비대증 발병을 낮추어 줍니다.

특히 호박씨에는 아연 성분이 들어 있어 전립선의 건강을 유지와 암 억제 효과도 있습니다.

위에 소개된 10대 전립선 건강식품은 가능하다면 자주 정기적으로 섭취하는 게 중요합니다.

그러나 피해야 할 음식들도 있는데요 다음과 같습니다.

1) 커피, 녹차

소변을 자주 보거나 야간에 수면 중 소변이 마려워 깨는 야간뇨 증상이 있는 분들은 커피와 녹차를 줄이거나 끊는 것이 좋습니다.

카페인 성분은 전립선을 자극하고 항이뇨 호르몬을 분비를 억제하기 때문입니다.

항이뇨 호르몬은 뇌의 시상하부에서 분비되는 호르몬으로 소변의 양을 조절합니다. 여름철에 땀을 많이 흘리게 되면 항이뇨 호르몬이 많이 분비되어 소변의 양을 줄이는 역할을 수행합니다. 야간뇨의 원인 중 하나가 바로 항이뇨호르몬 분비 부족이기에 카페인 성분이 있는 커피와 녹차는 피하는 것이 좋습니다.

2) 동물성 지방(우유, 치즈, 버터), 육식

동물성 지방과 육류는 남성호르몬 분비를 증가시켜 전립선이 커질 수 있습니다. 서구화된 식사 패턴이 전립선비대증과 전립선암 환자를 증가시키고 있다는 연구결과도 있으며 유럽에서는 낙농이 발달한 스위스, 노르웨이, 스웨덴 등이 전립선암 환자들이 많고 그리스 등 남유럽에 있는 나라들이 전립선암 발생이 적다고 하니 이제부터는 채소와 야채, 해조류 위주의 식사를 권장합니다.

3) 술, 과음

잘 마시면 약이 되고, 과음을 하면 독이 되는 것이 바로 술입니다.

약간의 음주는 혈액순환에도 도움을 주며 전립선의 긴장을 완화하기도 합니다. 그러나 과음은 많은 양의 소변을 만들어 내며 탈수 상태를 유발하여 다음날 소변이 적어지게 만듭니다. 전립선 환자들은 대부분 회음부 근육의 긴장이 높아 소변을 시원하게 보기 위해서는 근육이 완전히 이완되어야 하는데 음주로 회음부 근육의 긴장도가 증가하면 소변이 잘 나오지 않고 자극을 받게 됩니다. 또한 염증의 경우라면 과음이 염증을 증가시켜 여러 가지 증상을 악화시킬 수 있습니다.

특히 전립선비대증이 걱정되거나 현재 투병 중이시라면 다음과 같은 식이요법이 중요합니다.

1) 고지방 식사는 피해야 합니다.

동물성 단백질보다는 식물성 단백질이나 고단백 생선요리가 전립선에는 좋습니다.

특히 소고기를 매일 드시는 경우 전립선비대증 발생위험이 2 개 정도 증가하며, 버터, 치즈, 마가린 등 포화지방 섭취는 전립선비대증에 매우 나쁜 영향을 미칩니다.

2) 신선한 야채를 많이 섭취해야 합니다.

신선한 채소에는 항산화성분, 폴리페놀, 비타민, 미네랄, 식이섬유 등이 많이 함유되어 우리 몸 안에서 좋은 작용을 수행합니다. 1일 4회 이상 야채를 섭취하는 경우 거의 야채를 먹지 않는 남자들에 비하여 전립선비대증 발생위험을 크게 줄일 수 있습니다.

3) 곡물과 콩 섭취하기

식이섬유가 많이 함유된 곡물과 콩 종류는 식물성 단백질을 함유하고 있어 전립선에 좋은 음식들입니다. 중국이나 일본의 남성들이 유럽의 남성들보다 전립선비대증 발생빈도가 적는 이유는 평상시 콩 종류를 많이 섭취하는 이유 때문이라는 연구결과도 발표되었습니다.

21 | 쏘팔메토와 아연, 오메가3, 아르기닌, 셀레늄이 전립선에 좋다고요?

1) 쏘팔메토

50대 이상 남성들이라면 방송이나 신문 등에서 선전하는 쏘팔메토 성분의 건강기능성식품 광고를 본 적이 있거나 구입하여 복용한 경험을 가지고 계실 것입니다.

어느 순간부터 소변이 시원치 않거나 잔뇨감이 있거나 야간뇨를 경험하기 시작하였다면 쏘팔메토 광고가 눈에 들어옵니다.

과연 쏘팔메토가 어떤 성분이며 전립선 건강에 많은 도움을 주는 식품일까요?

쏘팔메토는 톱 모양처럼 생긴 야자수 추출물로 미국 프롤리다가 원산지라고 알려져 있습니다. 예전부터 미국 인디언들이 즐겨 먹었으며 소변 증상이 개선된다는 효과를 경험하여 연구를 진행하였고 전립선 건강에 좋은 천연물로 알려졌습니다.

그러나 그 효능에 대해서는 여전히 논란이 진행 중입니다.

즉 1998년 발표된 논문에는 쏘팔메토가 전립선 증상을 개선
시킨다고 나와있으나 2002년도, 2003년도에 시행된 대규모 연
구결과에서는 효과가 없다고 발표된 경우도 있습니다.

또한 현기증, 두통과 메스꺼움, 구토, 변비, 설사 및 무기력증·
성욕저하·사정장애·기립성저혈압 등이 부작용으로 보고되었
습니다.

즉 쏘팔메토는 국내에서 "전립선 건강에 도움을 줄 수 있는
건기식 및 식이보충제"로 허가받아 판매 중이지만 개개인에 따
라 전립선 건강에 도움을 줄 수도 있고 그렇지 않은 경우도 있
으니 모든 전립선 환자들에게 좋은 건강식품이라고 말하기는
어렵습니다.

2) 아연

아연을 흔히 '남성 미네랄'(male, masculine mineral)이라고 불
리우는데 전립선이나 정액 내에 아연은 신체 타 부위에 비해 고
농도로 집적되어 있고 실제로 정자의 질량(質量), 정액량, 전립
선 및 성 기능에 관여합니다. 즉 아연은 정자 및 정낭액을 생성
하고 정자의 숫자 및 운동성을 유지하여 정자의 수정 능력 및
성 기능 도우미로 활약하는 것입니다. 아연 결핍은 전립선염, 전
립선 비대증, 전립선 암 등 전립선 질환의 유발인자이기에 아연
의 섭취는 전립선 질환의 예방 및 치료에 도움이 된다고 할 수
있습니다.

그러나 하루에 100mg 이상의 고농도 아연 섭취는 오히려 전립선암 위험을 높인다는 연구도 있으니 하루에 적정량(1일 11mg)을 섭취하는 것이 중요합니다.

카사노바가 즐겼다는 굴과 멸치, 조개, 바지락, 게, 견과류 등을 평소에 즐겨 먹는 습관도 도움이 됩니다.

3) 오메가3

오메가3는 우리 몸에 반드시 필요하지만 체내에서 합성되지 않아 식품으로 섭취해야 하는 필수 불포화지방산입니다. 두뇌, 신경조직, 망막의 중요 구성 성분이며, 혈중 중성지질을 개선하는 기능 성분입니다. DHA와 EPA는 비정상적인 혈액 응고 작용과 중성지방의 합성을 방해해 혈행 개선과 건강한 중성지방 유지에 도움을 줄 수 있다고 합니다. 그러나 최근 미국의 연구결과를 보면 이 오메가3를 과도하게 섭취하면 전립선암에 걸릴 위험이 43%나 높아진다고 하니 어떤 식품이나 건강에 좋은 성분도 과도한 섭취는 피해야겠습니다.

4) 아르기닌

아르기닌은 단백질을 구성하는 아미노산의 하나로 정자의 주요 성분이면서 발기가 유지되도록 돕는 영양성분입니다. 성기에 혈액을 공급하는 신경전달물질인 cGMP는 산화질소에 의해 활성화되는데 아르기닌이 이 산화질소를 활성화하여 발기력에 도움을 줍니다.

아르기닌은 체내 생성이 적어 섭취가 필요한 성분이며 마, 굴, 깨, 전복, 연어 등에 풍부합니다.

5) 셀레늄

셀레늄은 토양에 있는 무기물질입니다. 정자를 구성하는 성분 중 하나로 비타민E와 결합하여 정자의 손상을 막는 역할도 합니다. 또한 셀레늄 성분은 정액을 생성, 분비하는 전립선 기능 강화에도 도움을 주는데 꾸준한 셀레늄 섭취가 전립선암 발생을 줄인다는 연구결과도 있습니다.(미국에서 대규모 연구 결과 셀레늄이 전립선암, 폐, 대장 암의 발생을 감소시키는 결과 발표됨). 셀레늄은 나이가 들면서 우리 몸에서 농도가 감소되는데 이 셀레늄의 감소가 전립선암의 발생에 중요한 역할을 한다는 연구결과도 미국 존스홉킨스 대학병원에서 발표하였습니다.

셀레늄은 고등어 같은 등푸른 생선, 양파, 마늘, 버섯류에 많이 함유되어 있습니다.

물론 셀레늄도 1일 적정량(1일 55mg)의 섭취가 중요하며 너무 많은 양의 섭취는 오히려 몸에 해롭습니다. 그리고 셀레늄과 비타민E(1일 15mg)를 함께 섭취하는 방법이 더 효과적이라고 알려져 있습니다.

이렇게 남성 전립선에 좋은 식품이나 성분들을 매일 꾸준히 챙겨 먹는 게 쉬운 일은 아닙니다. 그래서 한방남성의학회에서는 전통적으로 전립선 기능에 효과적인 한약재들과 위 5가지 전립선에 좋은 성분들을 결합시켜 "황제진침향", "진침향올인원" 등의 건강식품을 준비하고 있습니다.

하루 1환을 간편하게 복용하면 침향, 녹용, 홍삼, 숙지황 등 남성들에게 좋은 한약성분과 쏘팔메토, 아연, 오메가3, 아르기닌, 셀레늄, 비타민E 등 건강기능성 원료가 모두 함유되어 있는 제품을 준비 중이며 "올인원" 즉 이것 하나만 챙겨 먹으면 피로회복, 기력증진, 전립선 건강 및 성 기능 개선에 도움이 되는 제품을 출시할 예정입니다.

22 | 꾸준한 걷기운동과 반신욕은 전립선을 강하게 만드는 비법?

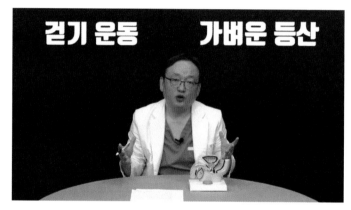

〈한방남성의학회 회장, 서울 청담인한의원 안상원 원장〉

남자 나이 50이 넘어가면서 대부분 느끼는 증상 중 하나가 바로 소변이 약해진다, 소변이 시원치 않다, 소변이 바로 나오지 않는다, 잠잘 때도 소변이 마려워 잠을 깬다 등 소변증상들입니다. 바로 전립선비대증의 시작인 것입니다.

50대 이상 남자 2명 중 1명이 고생한다는 전립선비대증, 약을 오랜 기간 복용해도 여전히 증상이 잘 개선되지 않고 일상생활에 불편하다면 내가 스스로 할 수 있는 노력들은 어떤 것들 일까요?

1) 꾸준한 걷기운동, 등산

최근 연구에 따르면 매주 2-3시간 이상 걷기 운동을 한 경우 25%, 일주일에 3-5회 정기적인 걷기운동을 한 경우 52% 정도가 전립선비대증 발생 위험을 줄여준다고 합니다.

반대로 전혀 운동을 안 하는 분들은 전립선비대증 발생위험이 2배가량 증가합니다.

걷기운동은 인간이 할 수 있는 가장 완벽한 운동이라고도 합니다. 전신의 근육을 사용하며 특히 나이가 들면서 약해지는 하체의 근력을 키우는 운동이 바로 걷기입니다.

소변의 힘 역시 하체의 근육, 근력과 밀접한 관계가 있습니다. 소변을 시원하게 보기 위해서 필요한 방광의 수축력, 전립선의 수축작용, 복압 등은 하복부 근력과도 관계가 있으며 허리의 근육, 하체의 근육의 힘도 필요합니다.

또한 걷는 운동은 우리 몸 심부(깊은 곳)의 온도를 올려주기에 하복부 혈액순환 개선 및 전립선 조직의 이완과 수축에도 좋은 영향을 주게 됩니다.

걷기 운동 시에는 실내 보다는 실외에서 햇볕을 받으면서 하는 것이 좋습니다.

일조량이 적은 미국 북부 지방이 남부지방보다 전립선암 발생비율이 높다는 미국 암 학회지의 발표가 있으며, 햇볕을 많이 받으면 생성되는 비타민D가 전립선암 위험을 줄일 수 있다는 연구결과도 있으니 이왕이면 야외에서 걷기운동을 규칙적으로 하는 것이 전립선 건강에도 효과적입니다.

하루 30분~ 1시간의 걷기운동이나 가벼운 등산은 당신의 정력, 성 기능과 소변증상을 개선시키는 가장 완벽한 운동이 될 것입니다.

2) 전립선에는 반신욕이 효과적이다?

전립선과 소변증상과 반신욕은 어떠한 관계가 있을까요? 바로 전립선 부근의 온도와 관계가 있습니다. 모든 사람들에게 체온과 전립선 부근 온도가 일정한 것은 아닙니다. 전립선비대증과 소변증상들은 대부분 전립선의 혈액순환 장애와 경직, 구축이 원인이 되며 하복부의 온도가 내려갈수록 방광과 전립선의 긴장은 악화되며 경직이 발생합니다. 이러한 원인으로 대부분의 전립선 증상은 추운 겨울철에 무조건 심해집니다.

또한 정신적인 긴장과 스트레스도 전립선 질환을 악화시키는 요인으로 작용합니다.

이러한 문제들을 해결해줄 수 있는 자가노력 방법 중 하나가 바로 반신욕입니다.

40도 정도의 따뜻한 물에 하반신만 들어가서 약 20분 정도의 반신욕이 가장 효과적입니다.

물이 너무 뜨겁거나 오랜 시간 반신욕을 하게 되면 땀이 많이 나고 몸이 지칠 수 있기에 전립선에 좋다는 반신욕도 적당한 온도와 시간이 중요합니다.

평상시 머리와 얼굴에 열감이나 안면홍조, 눈피로, 두통 등의 증상이 있다면 차가운 물수건을 머리 위에 올려놓아 머리는 시원하게, 아랫배와 하체는 따뜻하게 만드는 반신욕도 건강에 좋은 반신욕입니다.

3) 오래 앉아서 근무하거나 무리하게 자전거를 타지 말아야~

전립선과 해부학적으로 가까운 회음부에 압력이나 스트레스를 주는 운동이나 생활방식은 피하는 것이 좋습니다. 오래 앉아서 근무하는 경우 회음부 주변의 혈액순환이 어려워지고 공기순환도 힘들어 회음부 온도가 올라가며 땀이 차고 습해지기 쉽습니다.

남성의 고환은 원래는 몸 안에 있다가 덥고 습한 것이 싫어서 몸 밖으로 빠져나온 기관이라고 합니다. 그런데 오래 앉아서 근무하는 경우 고환의 온도가 올라가고 정자 생성 능력은 떨어지며 발기력에도 문제가 발생하게 됩니다.

또한 딱딱한 의자에 오래 앉아서 근무하거나 자전거를 오랜 시간 무리하게 타는 운동을 하게 되면 상체의 무게와 복부 내장의 무게가 항문과 회음부위로 쏠리면서 전립선을 압박하며, 경직되게 만들 수 있습니다. 이러한 이유로 남자 전립선은 앉아

지내는 것을 좋아하지 않습니다.

풍신한 쿠션이나 전립선 방석 등을 사용하는 게 좋으며 자전거 안장도 넓은 것을 사용하거나 가운데가 비어있는 전립선 안장을 사용하는 방법을 추천드립니다.

4) 겨울에 심해지는 전립선 질환?

날씨가 추워지면 전립선염, 전립선비대증 환자들의 증상은 대부분 심해집니다. 그 이유는 배뇨에 중요한 작용을 하는 골반 근육과 전립선 부위 요도근육이 긴장과 경직이 되어 소변을 볼 때 이완이 잘 안되기 때문입니다. 또한 땀을 통한 수분 배출이 거의 없기에 자주 소변을 보게 되는데 방광에 소변이 자주 차게 되는데 소변량은 늘어나는데 방광의 처리능력은 떨어지는 것도 원인입니다.

특히 겨울철에 감기에 걸리게 되면 감기약을 자주 복용하게 되는데 감기약 안에 항히스타민 성분과 교감신경흥분 성분이 들어가 있어 방광 입구와 전립선요도 근육을 수축시켜 소변이 잘 나오지 않게 하거나 급성 요폐까지 야기시킬 수 있어 주의가 필요합니다.

그러므로 전립선 질환자들은 겨울철에는 체온 유지와 따뜻한 환경, 스트레칭이나 가벼운 운동 등을 통해서 하복부과 소변 배뇨 관련 근육들의 긴장을 이완시켜야 합니다.

23 | 전립선마사지와 전립선마사지기

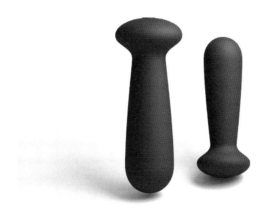

〈서울 청담인한의원 원장 안상원 박사가 개발한 전립선마사지기 : 위너포맨〉

　전립선이 안 좋은 성인 남자들은 한 번쯤 들어봤을만한 단어
가 바로 "전립선마사지"입니다.
　전립선마사지는 몇 가지 방법들이 있는데 원래 의사의 손가
락을 이용한 전립선촉진 검사방법에서 시작합니다.

전립선염의 검사와 치료에 쓰이는 방법으로 전립선액을 요도로 배출시키기 위해 시행하는데, 배출된 전립선액을 검사하여 염증 여부를 진단하기도 하고, 단지 전립선액을 배출시키는 것 자체로서 증상이 호전되는 치료 효과를 보이기도 합니다.

전립선은 방광과 요도를 이어주는 위치에 있고, 이런 위치 때문에 항문에 손가락을 넣어 직장의 앞면을 만지면, 전립선에 마사지나 자극이 가능합니다. 비슷한 원리로 전립선을 보는 초음파 검사는 대부분 항문을 통해 검사를 합니다.

또 한 가지 방법의 전립선마사지는 해부학적으로 전립선과 가장 가까운 부위인 남성 회음부(고환과 항문 사이, 항문 쪽에 더 가까운)를 마사지하는 방법입니다.

만성전립선염이나 전립선비대증 환자들은 대부분 회음부의 근육이 경직되어 있으며 통증을 호소하는 경우들도 많습니다. 소변을 시원하게 보기 위해서는 회음부의 근육이 완전히 이완되어야 합니다. 그러나 회음부 근육의 긴장은 소변을 시원하게 보기 어렵게 만들며 소변을 참는 습관도 회음부 근육의 긴장도를 증가시킵니다.

가벼운 회음부위 마사지는 회음부위의 경직과 구축을 풀어주고 전립선의 혈액순환을 개선시키는 효과가 있으며 한의학에서는 회음혈을 남성 성 기능과 소변에 매우 중요한 경혈자리로 인식하고 있기에 경혈자극 방법으로도 효과적입니다.

그러나 혼자서 스스로 회음부위를 마사지하는 것이 쉽지는 않아 마사지 샵에서 비용을 지불하고 전립선마사지를 받으시는 분들도 계시고 매일 반신욕을 집에서 하기도 어렵기에 스스로 간편하게 전립선의 온열자극과 마사지를 동시에 가능하게 만든 제품이 바로 전립선마사지기입니다.

한의학적인 온열이완과 경혈자극 치료법에 근거하여 한방남성의학회에서 연구, 개발된 전립선마사지기는 남성 회음부위에 알맞은 디자인과 45도까지 올라가는 온열효과 그리고 회음부위와 사타구니 부위를 부드럽게 마사지해주는 기능을 접목한 제품으로 집에서 매일 아침저녁으로 20분 정도씩 사용하시면 효과적입니다.

물론 전립선 마사지기 이용으로 모든 전립선 질환에 효과적이거나 질병치료가 되는 것은 아닙니다. 그러나 반신욕 개념과 전립선 마사지 개념을 접목한 마사지기이며 집에서 혼자서 간편하게 조직하여 온열효과와 마사지 효과를 동시에 누릴수 있기에 노년층과 전립선비대증 환자가 증가하는 요즘 시대에 꼭 필요한 마사지기라고 할 수 있습니다.

"위너포맨"이라는 이름으로 출시된 전립선마사지기는 인터넷 쇼핑몰이나 한방남성의학회 소속 한의원에서 구입이 가능하며 충전식으로 반영구적으로 간편하게 사용하실 수 있기에 추천드립니다.

24 | 정기적인 성생활과 자위행위는 전립선 건강의 핵심

통계에 따르면 65세 이상 노년층에서 62% 정도가 성생활을 지속한다고 합니다.

건강한 성생활은 삶의 활력이자 면역력을 증가시키는 건강의 상징이기도 하며 특히 남성들에게는 전립선 건강의 핵심이라고도 말할 수 있을 만큼 중요합니다.

정력이란 서양의학적 측면에서는 성 기능이라고 말할 수 있는데 나이가 들면서 정력과 성 기능이 저하되는 현상은 자연스러운 노화현상이라고 여길 수 있으며, 남성 갱년기 증상은 정신적, 육체적, 성적인 3가지 영역에서 진행됩니다.

중년 이후의 대사증후군(당뇨병, 고혈압, 고지혈증, 비만) 발생은 발기부전의 위험인자이며 발기력 저하는 전립선 질환 발생과도 밀접한 관련이 있습니다.

또한 나이가 들면서 정액량이 감소하고, 사정력이 떨어지며, 심한 경우 사정이 되지 않는 현상까지 발생하면 전립선비대증 증상이 동반되는 경우들도 많습니다.

최근 연구결과에 따르면 전립선 질환 증상이 나타난 남성들은 그렇지 않은 남성들에 비하여 발기부전이 3배 정도 많으며, 발기부전 증상을 가진 남성들은 그렇지 않은 남성들에 비하여 전립선비대증이 심한 것으로 발표되었습니다.

　남자의 전립선은 남성 성 기능과는 밀접한 관계가 있는 기관입니다. 정액의 20%를 차지하는 전립선액을 만들며, 사정관과 연결되어 있고 성기의 뿌리 부분과도 가까워 발기력이나 사정에도 영향을 미치는 기관입니다. 반대로 건강한 성생활은 전립선 건강에도 매우 중요한 부분입니다.

　매일 생성되는 전립선액은 반드시 사정 현상을 통해서만 체외로 배출이 가능합니다. 흐르는 물은 썩지 않고, 고인 물은 부패되듯이 전립선액도 정기적인 사정을 통해서 배출되어야만 전립선의 혈액순환도 좋아지고 전립선 건강에도 중요한 역할을 수행합니다.

　또한 사정 현상은 교감신경의 흥분에 의하여 전립선 전체를 강하게 수축시켜 정액의 30%를 차지하는 전립선액, 정낭액 및 정자를 요도 내로 방출하는 현상이기에 전립선의 수축과 이완 기능을 돕게됩니다. 사정이 시원치 않거나 분출력이 저하되는 현상도 전립선 기능이 저하되는 것으로 이해할 수 있습니다.

　또한 건강한 성생활과 전립선을 이해하기 위하여 정액은 어디서 오는가도 알고 계셔야 합니다.

이러한 이유로 진료실에서 만나는 전립선 환자들에게는 반드시 정기적인 성생활을 통해 사정을 하라고 티칭하고 있습니다.

그러나 현재 미혼이거나 부인과의 성관계가 어렵거나 여자친구가 없어 성관계가 어려운 남성들도 많기에 이런 경우엔 자위행위를 통해서라도 사정을 하라고 말씀드립니다.

나이 60에 자위행위를? 이라고 반문하시는 남성들도 계시지만 성욕을 해결하기 위한 청소년기 자위행위와는 다르게 중년의 자위행위와 사정은 전립선 건강을 지키는 방편이라고 생각하시면 좋겠습니다.

50대라면 1주일에 한 번은, 60대라면 한 달에 두 번은, 70대라면 한 달에 한 번은 성관계나 자위행위를 통해 전립선액을 정액과 함께 배출해보세요.

호주 빅토리아 암연구소가 "뉴 사이언티스트"에 발표한 논문에 따르면 20~50대 자위를 정기적으로 한 남성들은 그렇지 않은 남성들에 비하여 전립선암 발생위험이 현저히 낮다고 합니다.

당신이 아직도 발기가 잘 되는 편이고 사정이 가능하다면 소변 역시 시원하게 보게 됩니다.

반대로 소변이 약하고 잔뇨감이 심하거나 야간뇨 증상으로 힘들어한다면 발기력도 시원치 않은 것이며 사정도 어렵게 됩니다.

즉 남성 성 기능과 전립선 건강은 매우 밀접하게 연결되어 있습니다.

이러한 이유로 만성전립선염이나 전립선비대증 환자들에게 봉침치료를 시행하는 경우엔 회음부위뿐만 아니라 성기 피하에도 시술하는 것인 전립선 건강과 강한 발기력 두 가지를 한 번에 호전시키기 위한 시술방법입니다.

이제 이해가 되시는지요?

오늘부터라도 "이 나이에 무슨 자위행위를?"이라고 생각지 마시고 정기적인 전립선액 배출과 전립선 건강을 위하여 중년의 자위행위를 즐겨보시길 바랍니다.

25 | 전립선염, 전립선비대증, 발기부전, 조루 치료 사례 소개

전립선비대증, 만성전립선염, 조루증, 발기력 저하, 발기부전, 성 기능 저하 등 다양한 남성질환 환자분들을 진료하면서 많은 케이스들을 치료하고 다양한 증상들의 호전을 확인하면서 이 책의 출판을 계획하였습니다.

사람들이 자신만 질병으로 힘들다고 생각하면 더 우울해 지지만, 많은 사람들이 동일한 질병으로 고생하고 있다는 사실과 또 특정 치료법으로 호전된 경우들을 접하면 자신감도 생기고 질병 치료에 희망도 됩니다.

많은 남성들이 고생하고 있는 전립선비대증, 만성전립선염, 조루증, 발기력 문제, 발기부전, 성 기능 저하 등을 케이스 별로 분류하고 초진 시 증상, 병력, 치료기간, 치료 방법, 호전 정도 등의 순으로 정리해 봅니다.

1) 전립선비대증으로 야간뇨 5-6번 힘들어하는 70대 환자 치료 사례

***(70대. 서울시에서 내원)

@ 초진 시 증상
70대 중반으로 매일 야간뇨를 5-6번 보면서 낮에는 하루 종일 피곤하고, 졸리고, 무기력을 호소

= 매일 야간뇨 5-6번
= 반복되는 야간뇨로 낮에는 늘 피로, 무기력
= 안방에 요강을 가져다 놓고 생활하심

@ 치료 대책 및 치료결과
전립선 봉침치료, 치료한약, 침치료, 바르는 봉독크림
3개월간 15회 내원치료를 통해 증상이 호전되어 치료를 종료함

@ 치료 후기
상기 환자분은 야간뇨 증상이 심하여 하룻 밤에 5-6번을 소변이 마려워 깨고 화장실에 가셔야 했던 70대 중반의 남자환자분이었습니다.
여러 가지 치료와 노력을 해보았으나 여전히 극심한 야간뇨 증상이 잘 개선되지 않아 내원하셨고 다행히 약 3개월간의 한

의학적 치료를 통해 야간뇨 증상이 0-1번 정도로 호전되어 치료를 종료하였습니다.

2) 전립선비대증으로 인한 야간뇨(2-3번) 환자 치료 사례

***(60대 중반, 서울)

@ 초진 시 증상

60대 중반으로 매일 야간뇨 2-3번, 수면 중 잠을 자주 깨어 불편함을 호소

　　= 매일 야간뇨 2-3번
　　= 낮 시간의 잦은 소변은 견딜 수 있으나
　　= 야간뇨 증상이 힘들다

@ 치료 대책 및 치료결과

전립선 봉침치료, 치료한약 4주분, 침치료, 바르는 봉독크림 2개월간 8회 내원치료를 통해 증상이 호전되어 치료를 종료함
꾸준한 걷기운동, 반신욕, 토마토 섭취 등을 티칭함

3) 전립선비대증으로 인한 지연뇨, 야간뇨 치료 사례

***(60대 초반, 경기도)

@ 초진 시 증상

60대 초반으로 낮에는 소변이 빨리 나오지 않는 지연뇨, 밤에는 야간뇨 증상으로 불편함 호소

= 지연뇨 : 소변기 앞에서 첫 소변이 1분 이상 걸림

= 야간뇨 : 하룻 밤에 평균 1-2번 야간뇨

= 성 기능저하 : 성욕, 발기력 저하

@ 치료대책 및 치료결과

전립선, 성기피하 봉침치료, 치료한약 4주분, 바르는 봉독크림 2개월간 10회 내원치료로 증상이 호전되어 치료를 종료함.

야간뇨는 없어지고, 낮시간 소변은 빠르고 시원해짐. 발기력 개선도 나타남.

4) 전립선비대증약 부작용으로 성욕감소, 발기력 문제, 여전한 야간뇨 환자 치료 사례

***(50대 중반, 경기도)

@ 초진 시 증상

50대 중반으로 전립선비대증 진단을 받고 양약을 10개월째 복용 중

= 약 복용 후 성욕감소, 성관계 횟수 감소

= 발기력 저하, 조루증, 사정감 저하

= 야간뇨는 여전히 새벽 3-4시경 한번

@ 치료 대책 및 치료결과

전립선비대증 약을 복용하면서 성욕이 감소하거나 발기력이 저하되는 부작용을 호소하는 분들이 계시며, 전립선이 이완되면서 사정감을 떨어지는 부작용을 호소하는 분들도 있습니다.

또한 양약을 10개월 이상 복용해도 여전히 야간뇨가 지속되어 내원한 환자분입니다.

봉침치료, 치료한약 4주분, 침치료, 바르는 봉독크림 처방하고 양약은 2일에 1번 복용으로 줄이시라고 티칭함.

2개월간 치료를 통해 야간뇨 증상이 없어지고, 소변을 보는 힘이 강해졌으며 발기력도 호전되어 향후 1달에 1번 꾸준한 치료를 권유함.

5) 전립선비대증으로 매일 야간뇨, 낮에는 급박뇨를 호소하는 환자 치료 사례

***(60대 초반, 경기도)

@ 초진 시 증상

60대 초반으로 전립선염, 전립선비대증 진단을 받고 양약을 복용 중

= 수면 후 4시간 만에 소변으로 잠을 깬다
= 낮에는 급박뇨 증상으로 힘들다
= 한동안 양약을 복용했으나 별무호전

@ 치료 대책 및 치료결과

전립선염과 전립선비대증 약을 복용하였으나 여전히 야간뇨
와 주간의 빈뇨, 급박뇨 증상이 호전되지 않아 내원. 진단결과
30점 이상의 고도로 진단됨.

전립선 봉침치료 11회(약 3개월), 치료한약 4주분, 침치료, 바
르는 봉독크림등으로 치료함. 초진 3개월 후 6시간 수면 중 소
변을 보지 않으며, 급박뇨, 빈뇨 증상도 호전됨, 자가진단 점수
가 고도에서 경미로 개선됨.

6) 비세균성 전립선염 낮에 빈뇨(오후에 심함), 야간뇨(가끔) 환자 치료 사례

***(40대 중반)

@ 초진 시 증상

40대 중반으로 만성비세균성 전립선염 진단받고 비뇨기과에
서 약을 6개월 이상 복용하다 내원한 환자.

= 빈뇨(오전에는 참을만, 오후에 우심)

= 절박뇨, 잔뇨감

= 야간뇨(가끔)

@ 치료 대책 및 치료결과

만성비세균성 전립선염으로 진단을 받아 양약을 6개월 이상
복용하다 호전이 안되어 내원한 환자.

전립선 봉침치료 8회(약 3개월), 치료한약 4주분, 침치료, 바르는 봉독크림등으로 치료함.

3개월 치료 후 대부분의 증상이 호전되어 치료결과에 만족 후 치료를 종료한 케이스입니다.

7) 전립선비대증, 발기력 저하, 조루 3대 증상을 전부 호소한 환자 치료 사례

***(50대 중반)

@ 초진 시 증상

50대 중반 전립선비대증과 발기력 저하 그리고 조루증으로 내원한 환자의 증상이

= 급박뇨, 야간뇨(매일 밤 2회), 잔뇨감

= 발기력 저하로 발기부전치료제 복용 중

= 삽입 후 1분 이내 사정하는 고도 조루

@ 치료 대책 및 치료결과

다양한 한의학적 치료와 전립선 봉침치료는 전립선 질환 치료뿐만 아니라 발기력이나 조루 증상 개선에도 효과적이라 1석 3조의 효과를 발휘합니다.

전립선 봉침치료 14회(약 3개월), 치료한약 4주분 2번 복용, 침치료, 바르는 봉독크림 등으로 치료함.

3개월 치료 후 소변이 시원해지고 잔뇨감이 사라짐, 야간뇨는

1번으로 줄어들고, 발기력이 개선되었으며 조루 증상도 삽입 후 3-4번 자세를 변경 가능하게 되어 (시간으로는 삽입 후 사정까지 약 10분대) 환자분이 만족스러운 상태에서 치료를 종료함. 향후 1달에 1번 정기적인 봉침치료를 권장함.

8) 조루, 발기력 저하, 잔뇨감 / 3대 증상을 전부 호소한 환자 치료 사례

***(40대 중반)

@ 초진 시 증상

40대 중반 평균 3분 이내의 조루, 성 기능 저하, 잔뇨감을 호소한 환자

= 삽입 후 평균 3분 이내에 사정
= 발기력 저하로 자신감도 떨어짐
= 빈뇨, 잔뇨감도 나타나 불편함

@ 치료 대책 및 치료결과

성기피하 봉침치료, 전립선 봉약침 치료 8회(약 2개월), 치료 한약 4주분 복용, 침치료, 바르는 봉독크림 등으로 치료함.

2개월 치료 후 2번 정도 자세를 변경할 정도로 시간은 연장되고, 발기력은 강해지고, 소변 증상도 개선됨. 향후 1달에 1번 정기적인 봉침치료를 권장함.

9) 고도 조루 호소한 환자 치료 사례

***(50대 초반)

@ 초진 시 증상

50대 초반 평균 1분 이내의 조루, 발기력은 정상

= 삽입 후 평균 1분 이내 사정
= 발기력, 소변은 정상
= 3년 전 비뇨기과에서 조루수술, 별무호전

@ 치료 대책 및 치료결과

보통은 나이가 들면, 부부관계를 오래하게 되면 조루증상은 대부분 개선된다고 생각합니다. 그러나 결혼 10년차, 20년차 남성들도 여전히 극심한 조루로 내원하는 것을 보면 정기적인 성관계로만 조루가 개선되기는 어려운 것 같습니다.

성기피하 봉침치료, 약침치료, 치료한약 4주분 복용, 침치료, 바르는 봉독크림 등으로 치료함. 물론 환자 스스로의 노력 방법들도 제시하고 꾸준한 노력을 병행해야 한다고 티칭함

2개월(8회 내원치료) 치료 후 2-3번 정도 자세를 변경할 정도로 시간은 연장(삽입 후 5-10분 가능)되어 만족함.

환자분이 더 치료받으시길 원하여 6회 더 치료를 진행하였음.

10) 고도 조루 호소한 미혼남성 환자 치료 사례

*** (30대 초반)

@ 초진 시 증상

조루 증상으로 내원하는 환자들은 20대부터 60대까지 상당히 다양합니다.

= 삽입 후 평균 1분 이내 사정
= 발기력 정상
= 몇 년 전 비뇨기과에서 신경차단술, 자가지방이식술, 별 무호전

@ 치료 대책 및 치료결과

20-30대 미혼 남성들의 가장 큰 고민 중 하나가 바로 조루 증상입니다.

마음으로는 오래 성관계를 하고 싶지만 현실은 늘 삽입 후 1분 이내 사정이라면, 본인도 자신감이 떨어지고, 여자친구나 애인도 스트레스가 심해집니다.

성기피하 봉침치료, 약침치료, 치료한약 4주분 복용, 침치료, 바르는 봉독크림 등으로 치료하였으며, 환자 스스로의 노력 방법들(조루극복을 위한 스탑앤드스타트 자위행위 연습, 여성상위 체위, 깊은 삽입 상태에서 피스톤 운동 등)도 제시하고 꾸준

한 노력을 병행해야 한다고 티칭함

2개월(8회 내원치료) 치료 후 5분 이상 시간 연장, 자신감 회복. 본인이 원하여 6회 더 추가 치료를 시행. 평균 3회 자세변경과 10분 정도의 시간이 가능해짐.

조루를 경험해보지 않은 남성들은 이해하기가 어렵겠지만, 1분이 10분으로 연장된다면 대부분 남성환자들은 얼굴이 환해지고, 어깨가 펴지며, 목소리에 자신감이 생기게 됩니다.

11) 발기부전으로 내원한 50대 환자 치료 사례

***(50대 중반)

@ 초진 시 증상

발기부전 증상과 발기부전치료제를 복용해도 정상적인 삽입이 불가능해 내원한 환자

= 발기력 저하
= 최근에는 발기부전치료제를 복용해도 정상적인 삽입이 불가능
= 성관계 시 발기가 안 돼서 당황, 스트레스

@ 치료 대책 및 치료결과

50대 중반에 발기력이 떨어지면 남자들은 우울해집니다. 내

가 벌써 이런 나이가 되었나? 하는 생각에, 여기에 발기부전치료제를 복용했는데도 불구하고 정상적인 발기가 안되어 성관계를 실패하였다면 그야말로 멘붕이 시작됩니다.

성기피하 봉침치료, 약침치료, 치료한약 4주분 복용, 침치료, 바르는 봉독크림 등으로 치료하였으며, 15회 내원 치료로 발기력이 개선되고 발기부전치료제를 복용하지 않아도 정상적인 성관계가 가능해져 매우 만족스러운 상태로 치료를 종료한 케이스입니다.

남자들에게 강한 발기력은 어떤 의미일까요?

12) 최근 치료 중인 야간뇨, 잔뇨감, 발기력 저하 환자 치료 사례

***(60대 초반)

@ 초진 시 증상
이 책을 저술하는 최근에 치료 중인 환자입니다.

= 잔뇨감, 야간뇨(평균 1-2번)
= 발기력이 예전 같지 않아 스트레스
= 전립선비대증 약을 복용중이나 별무호전

@ 치료 대책 및 치료결과
60대 초반에 소변도 시원치 않고, 화장실에 자주 가야되며,

야간뇨 증상도 나타나고 여기에 발기력이 떨어진다면 그야말로 일상생활이 불편해집니다.

성기피하 봉침치료, 전립선 봉약침 치료, 약침치료, 침치료, 바르는 봉독크림 등으로 치료하고 있으며 환자 개인사정으로 한약은 투여하지 못하였습니다. 현재 주 2회 14회 내원 치료로 소변은 시원해지고, 야간뇨 증상은 사라지고, 아침에 발기 현상이 나타나고 성관계 시 발기력이 개선되어 전반적으로 만족하시면서 치료를 계속 받고 계십니다.

이 정도면 봉침치료, 다양한 한의학적 치료 자랑할만하죠?

13) 회음부 통증, 회음 압박감, 사타구니 통증, 전립선 통증 치료 사례

***(다양한 환자들)

@ 초진 시 증상

대부분 30대~ 60대 남성들이며 전립선염, 전립선비대증, 전립선 경직 등으로 통증을 호소하는 환자들 케이스입니다.

= 남성 회음부위가 당긴다. 우리하다, 압박감
= 하루 종일 테니스 공을 회음에 깔고 앉아 생활하는 것 같은 통증
= 사타구니나 하복부가 당긴다
= 아랫배가 항상 묵직하고 소변이 시원치 않다

@ 치료 대책 및 치료결과

전립선과 관련된 통증 증상들은 대부분 회음부위에 나타나나 사타구니나 엉덩이, 허리, 하복부 등에도 통증을 호소하는 경우들이 있습니다.

원인은 만성전립선염, 전립선비대증, 전립선 경직, 회음부 구축 등이 원인입니다.

구체적인 원인으로는

= 오래 앉아서 생활해야 하는 직장인

= 소변을 자주 참아야 하는 근무환경

= 긴장과 스트레스, 만성피로

= 정기적인 성관계나 사정을 못하여 정액 및 전립선액의 울체

등입니다.

치료는 회음부 봉침치료와 온열마사기, 추나요법, 침치료, 치료한약, 그리고 회음부위에 바르는 봉독크림 등의 방법과 더불어 반신욕, 걷기운동, 스트레칭, 전립선 방석 사용, 소변을 참지말 것 등의 노력으로 가능합니다.

14) 발기부전으로 내원한 70대 초반 환자 치료 사례

@ 초진 시 증상

오래전부터 발기부전치료제를 복용 중이며 얼마 전부터는 비

아그라, 시알리스 등을 복용해도 발기가 안 되어 정상적인 성관계(섹스)가 불가능해졌다.

= 오래전부터 발기력이 떨어져 발기부전치료제 복용 중
= 얼마 전부터는 발기부전치료제를 복용해도 발기가 안된다
= 최근 6개월 사이에 정상적인 발기와 섹스가 불가능하다
= 소변이 자주 마렵고, 야간뇨 2-3번

@ 치료 대책 및 치료결과

이 책을 집필하는 기간에 내원하여 치료받고 있는 70대 초반 남성환자 이야기입니다.

오래전부터 발기력이 저하되어 비아그라, 시알리스 등을 복용해오고 있는데, 최근 6개월 전부터는 시알리스를 복용해도 발기가 안되어 정상적인 섹스가 불가능하다는 증상입니다.

오랜 기간 경험상 다음과 같은 환자들은 한의학적 치료를 해도 정상 발기가 어려운 케이스입니다.

= 최근 1-2년간 어떤 방법이나 약을 복용해도 전혀 발기가 안 되고 있다
= 현재 나이가 75세 이상이다
= 당뇨약을 복용한지 10년이 넘어간다, 현재 인슐린 주사를 사용 중이다.

이런 케이스를 제외하고는 대부분 발기력 약화나 발기유지력 저하 증상은 한의학적 치료법으로 어렵지 않게 치료됩니다.

치료방법은

= 성기 피하 배부 봉침치료
= 회음부 봉침치료
= 치료한약, 캡슐한약
= 봉독크림

현재도 치료 중인 환자로 약 1달의 치료를 통해 오늘 내원 시 어제 성관계를 가지셨는데 "정상적인 발기가 되어 삽입과 피스톤 운동이 가능했다"라고 표현하십니다. 즉 발기가 되고, 삽입 후 피스톤 운동이 가능해졌으나 발기유지력이 아직은 떨어져 사정까지 하지는 못하였다고 하시네요.

성기 봉침치료 및 다양한 한의학적 치료를 통해 일단은 발기가 가능해진 상태까지는 호전된 것이며 향후 지속적인 치료를 통해 정상적인 발기, 삽입, 피스톤 운동과 사정까지 가능할 것으로 사료됩니다.

26 | 전립선염, 전립선비대증과 관련된 한의학 논문 소개

　한의학적인 치료법들이 수천 년의 역사를 통해 임상에서 검증된 안전하고 효과적인 방법이라 하여도 현대과학적 실험 방법들을 통해 그 안정성과 효과를 입증하기 위한 노력들은 계속되고 있습니다. 남성질환 치료에 있어서 봉침과 다른 치료법들의 효과를 검증한 한의학 논문들을 소개해 드립니다.

1) 봉독요법에 대한 한의학 최초의 문헌기록 : 마왕퇴의서의 봉독요법 2례

: 인창식, 고형균. 경희대학교 한의과대학

= 기원전 168년 매장된 중국 장사 마왕퇴의서에는 봉독을 채취하기 위하여 닭이나 개의 간을 벌집에 넣어 벌들로 하여금 간을 쏘게 하고 다시 간을 꺼내어 대추기름에 개어 헝겊에 바르거나, 식초를 용매로 사용하여 솜에 적셔 두었다가 피부를 통해 투여하는 방식으로 발기부전이나 남성 성 기능 질환 치료에 응용하였다는 최초의 기록이

있습니다.

2) 만성전립선염/만성골반통증 환자 치험 6례

: 유병국. 이은

= 한약과 봉독약침, 침치료를 통해 호전시킴.

= 전립선염 치료의 현대의학적 방법들은 2주간의 항생제 투여 후 증상의 호전이 있을 경우 세균성전립선염에 준해서 치료하고 있고, 알파수용체차단제는 요도내압 및 요류감소로 인해 감염된 요가 전립선 내로 역류하여 염증을 일으킨다고 추측하여 빈용하는 추세이며, 비스테로이드성 소염진통제를 대부분 사용하고 있으나 장기추적관찰에서 효과가 제한적입니다. 이에 십이미지황탕을 기본처방으로 회음혈과 기타 혈자리에 봉침치료 그리고 사암침 치료를 통해 만성전립선염증상지수를 감소시켜 한의학적 치료법이 만선전립선염 및 만성골반통증에 효과적임을 증명하였습니다.

3) 봉독약침이 전립선비대증 Rat에 미치는 영향

: 조소현, 한양희, 김용성. 동신대학교 한의과대학 신계내과학교실

= 전립선비대증에 많이 처방되는 현대의학 약물이 발기부전, 성욕감퇴 등의 성 기능 저하와 더불어 혈압강하, 현훈,

빈맥 등의 부작용을 유발할 수 있기에 봉독약침을 이용하여 전립선비대증 치료 효과를 실험한 바 전립선의 부피가 줄어들고, BUN이 감소하였으며 전립선의 선 조직 보호 작용과 결합조직 증식억제 효과가 관찰되어 봉독이 전립선비대증을 개선시킬 가능성이 있음을 확인하였습니다.

4) 회음혈의 봉약침 시술을 이용한 양성 전립선비대증 치험 2례

: 강현민, 김관수, 김두용, 유영진, 박희수, 권기록. 상지대학교 한의과대학 침구과교실

= 전립선비대증 환자에게 6주간 봉약침 시술을 한 결과 전립선증상지수가 호전되었음을 확인하였으며 전립선비대증에 봉침치료가 유의한 효과를 보일 것으로 판단된다.

이외에도 봉독, 봉약침, 봉독약침의 면역력 증가, 혈액순환 개선, 소염작용, 안전성, 항암효과, 관절통증 개선 효과 등 수백편에 이르는 관련 논문들과 실험을 논문 검색 사이트에서 확인하실 수 있습니다.

5) 전립선 암세포에 대한 봉독약침 및 멜리틴 약침액의 항암 기전 연구

김경태, 송호섭 : 경원대학교 한의학대학 침구학교실

봉독의 성분 중 아파민이 암세포를 억제하는 효과가 있다는

연구결과를 근거로 실험하여

봉독이 고농도로 갈수록 암세포들의 성장이 억제됨을 관찰하였고, 봉독약침과 멜리틴 약침이 암세포의 사멸을 증가시킴

이상의 결과를 종합해보면 일정수준의 봉독약침과 멜리틴 약침액이 전립선 암세포의 성장을 억제하고, 세포사멸을 유도하여 항암효과가 있음을 확인하였다.

6) 봉독이 NF-κ B의 불활성화를 통해 DU-145 전립선 암세포의 성장에 미치는 영향

신정미, 송호섭 : 경원대학교 한의과대학 침구학교실

DU-145 세포에서 봉독을 처리한 후 세포성장이 억제되었으며 염증관련 유전자 발현 및

NF-κ B의 활성의 유의한 감소를 나타내었다. 이상의 결과는 봉독이 NF-κ B의 활성억제를 통하여 인간 전립선암 세포주인 DU-145의 세포자멸사를 유발함으로써 증식 억제효과가 있음을 입증한 것으로 전립선암의 예방과 치료에 대한 효과적인 치료제 개발에 도움이 될 것으로 기대된다.

이미 국내에서는 봉약침, 봉침치료를 이용한 전립선염, 전립선비대증, 전립선암에 대한 논문들이 발표되었으며, 미국의 비뇨기과 학회지에도 봉독을 이용한 전립선 질환 치료효과를 주제로 한 논문이 수록되어 있습니다.

27 | 건강한 전립선을 위하여,
행복한 노년을 위하여~

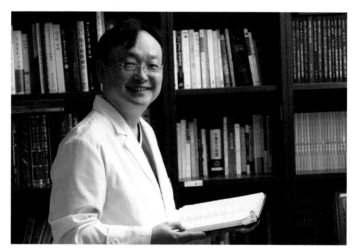

〈한방남성네트워크 대표원장 한의학박사 안상원〉

　지금까지 27년간의 한의사 임상 경험과 다양한 한의학적 서적 그리고 논문들을 근거로 만성전립선염, 전립선비대증에서 조루, 발기부전까지 왜 발생하는지? 왜 치료가 어려운지? 왜 한의학적 치료법들이 효과적인지? 등에 대해 말씀드렸습니다.

미국의 유명한 비뇨기과 전문의 더들리 세스 대노프는 그의 저서에서 "남성의 정신세계에서 페니스는 왕이나 다름없다" 라고 하였습니다. 즉 남자의 삶은 페니스 중심적이며, 불행히도 본인들의 성기와 전립선 등 성 관련 기관들에 대해서는 무지하며, 생각보다 많은 남성들이 페니스 약화와 성 기능 저하로 고통받고 있다고 합니다. 잠자리에서 파트너와 만족스럽게 밤을 보낸 남성들은 다음날보다 자신감 넘치게 일에 집중할 수 있으며, 이와 비슷하게 직장에서 잘나가는 남성들은 밤에 열정적으로 침실로 돌진할 확률이 높다고 합니다.

초등학교나 중학교 시절만 해도 들어보지도 못한 "전립선" 이란 단어가 20대부터는 관심의 대상으로 30대 이후부터 80, 90대까지는 고통스러운 단어로 남자들의 인생에 다가옵니다.

남자들에겐 꼭 필요한 성 기능과 소변에 중요한 기관이면서 노년에는 매일 건강한 생활을 방해하는 전립선.

그러나 전립선과 전립선 질환들에 대한 정확한 이해와 노력 그리고 적극적인 관리와 치료를 통해서 행복한 노년은 가능합니다.

당신이 만약 전립선 질환으로 오늘도 힘들어하신다면 오늘부터 바로 운동을 시작하세요!

30분 걷기 운동, 반신욕, 전립선마사지기를 이용한 자가 마사지, 그리고 건강한 성생활과 식이요법.

저도 나이가 50이 넘어가면서 "건강"이라는 단어가 마음속

깊이 다가옵니다.

그전에는 "건강"에 나름 자신 있게 살아왔으며 보약이나 건강식품도 잘 섭취하지 않았습니다. 왜요? "건강"에 별다른 문제가 없었으니까요.

그러나 이제는 어느 순간부터 아침에 잠자리에서 일어나면 몸이 결리고, 쉬어도 피로가 빨리 풀리지 않으며, 소변 줄기도 약해지는 것 같고, 여기저기 관절에서 통증도 느껴집니다.

아~~~ "건강"

점심식사 후 커피숍에서 이제는 커피 대신에 토마토 쥬스를 마시는 저를 보면서 이제는 "건강"이 중요하구나라고 매일 느끼게 됩니다.

"매일건강", "매일이 건강이다"

제가 요즘 좋아하는 단어, 캐치플레이드입니다.

70대, 80대, 90대에 외출하면서 성인 기저귀를 착용하고 싶지 않습니다. 지금처럼 밤에 잠을 깨지 않고 숙면을 취하고 싶습니다. 소변은 늘 시원하게 보고 싶고요,,

"남자의 건강"은 전립선에서 시작됩니다.

당신은 노력하고 계신가요?

마지막으로 그동안 제가 연구, 개발한 제품들의 특징과 효과 그리고 구입처 및 상담할 수 있는 연락처를 안내해드립니다.

주식회사 비메디컬은 제가 설립하고 법인 대표이사를 맡고 있는 기업으로 한의학적인 이론과 임상들 통해 다양한 효과적인 제품을 연구, 개발, 판매하고 있습니다.

1. 위너크림

정제봉독과 여러 가지 성분들 그리고 온열성분이 함유된 남성 귀두, 성기와 회음부위에 바르는 봉독크림입니다.

2020년 대한민국 소비자만족대상을 수상하고 해외로도 수출이 진행 중인 제품으로 이미 많은 남성들에게 소문난 봉독크림입니다.

매일 꾸준히 바르시면 더욱 효과적이며, 성관계 30분 전에도 발라보시면 좋습니다. 물로 씻어내지 않고 삽입이 가능합니다.

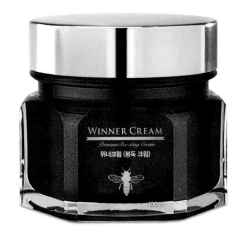

2. 위너크림파워

위너크림의 휴대용, 1회용 파우치 제품으로 주로 잦은 출장이나 여행 시 간편하게 사용이 가능하도록 만든 제품입니다. 꾸준히 사용하셔야 할 분들은 위너크림을, 잠깐의 도움으로도 만족할 수 있는 청장년층은 위너크림파워를 추천드립니다.

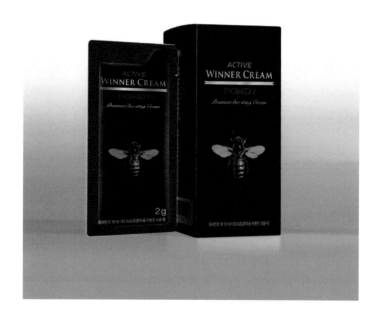

3. 진침향

중국 황제들과 한국의 왕들에게 사랑받은 최고의 자양강장제 침향을 함유한 침향환입니다.

러시아 산 녹용, 태국산 침향, 국산 홍삼을 주 원료로 남녀노소에게 모두 좋은 "진침향" 그리고 40대 이후 남성들에게 좋은 "황제진침향", "진침향 올인원"을 연구.개발하여 판매중입니다.

인도네시아 산 침향이 아니라 태국산 침향(아퀼라리아 크라스나 침향)을 발효시켜 함유시킨 제품으로 많은 남성들에게 "강한남자", "다시남자"로 회복을 도와드릴 것입니다.

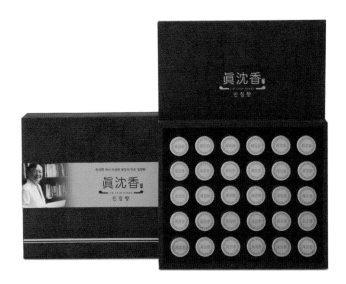

4. 전립선마사지기 "위너포맨"

전립선 건강에 반신욕이 좋다고 하지만 매일 반신욕을 꾸준히 하기는 정말 어렵습니다. 또한 전립선마사지가 효과적이라고 하나 스스로 마사지를 하기도 매우 어렵습니다.

이러한 필요에 의해 개발된 제품이 바로 전립선마사기지 "위너포맨"입니다.

매일 아침, 저녁으로 한 번에 20분씩 의자나 쇼파에서 전립선마사지기를 작동시킨 후 회음부위에 깔고 앉으시면 45도의 온열효과와 더불어 회음부위, 사타구니에 마사지 효과까지.

제가 직접 디자인 개발, 온열온도, 작동 방법 까지 연구하여 출시된 제품으로 만성 전립선염이나 전립선비대증으로 고생하시는 많은 남성들에게 조금이라도 도움이 되시길 하는 바람입니다.

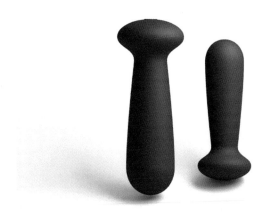

위 제품들에 대한 구입, 문의, 판매, 수출 등 다양한 질문들과 상담은 언제든 전화, 이메일, 문자로도 가능합니다.

* 주식회사 비메디컬 : 02-3448-2077
* 청담인한의원 안상원 박사 : 02-3448-2075/ 상담 핸드폰 010-8131-2075
* 이메일 : drilsan@naver.com
* 카톡 : 카카오톡에서 "안상원박사" 검색 후, 친구신청 후 먼저 상담 주시면 됩니다.
* 유튜브에서 "안상원박사" 채널을 구독신청해주시고 영상들에 댓글로 질문 달아주셔도 답변 가능합니다.

저와 주식회사 비메디컬 그리고 한방남성의학회, 한방남성 네크워크 한의원 원장님들은 100세 시대를 맞이하여 앞으로도 더 효과적인 치료법, 더 좋은 제품들은 연구, 개발하는 데 최선을 다하겠습니다.

오늘의 노력이 내일의 건강입니다.

매일 꾸준히 운동하시고, 가능한 자주 성관계를 가지시고, 불편한 증상은 조기에 진료와 치료를 받는 습관을 들이시면 100세까지 누구나 건강하게 삶의 행복을 누릴 수 있는 시대입니다.

졸저이지만 이 책을 구입하시고 구독하신 모든 남성들에게 늘 건강을 기원드립니다.

청담인 한의원 원장실에서

한의학박사 안상원

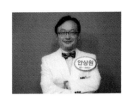

안상원

서울 청담인한의원 원장

문의) 02-3448-2075

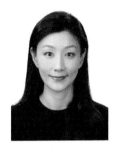

김민채

서울 청담인한의원 원장

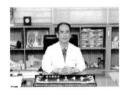

오세창

부산 유심한의원 원장

문의) 051-803-8575

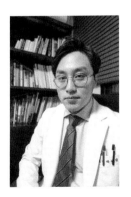

박아람

인천 바른한의원 원장

문의) 032-885-8270

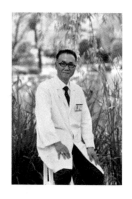

정호충

대구 해독한의원 원장

문의) 053-629-8700

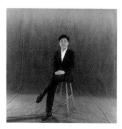

김영석

대전 이삭나비솔 한의원 원장

문의) 042-628-1075

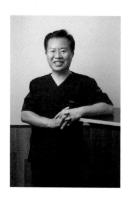

김형창

김포 감초당한의원 원장

문의) 031-983-3434

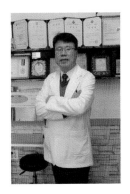

김응식

평택 고치당한의원 원장

문의) 031-651-3375

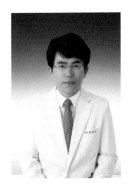

강병구

전북 익산 성원한의원 원장

문의) 063-833-7577

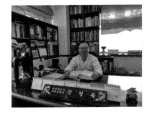

강영록

청주 강영록한의원 원장

문의) 043-233-7535

안상원 박사

= 1988년 단대부고 2기 졸업
= 1994년 대전대 한의과대학 졸업
= 1996년 한의학석사 취득
= 1997년 중국 상해 중의학대학 부속병원 연수
= 1999년 한의학박사 취득
= 2002년 국립암센터 최고연구자 과정 수료
= 전)대전대학교 한의과대학 겸임교수
= 현) 서울 청담인한의원 원장
= 현) 한방남성의학회 회장
= 현) 한방남성 네트워크 한의원 대표원장
= 현) 주식회사 비메디컬 대표이사

전립선비대증, 전립선염, 조루, 발기부전 봉침으로 치료한다!

초판인쇄 2020년 8월 19일
초판발행 2020년 8월 19일

지은이 안상원
펴낸이 채종준
펴낸곳 한국학술정보㈜
주소 경기도 파주시 회동길 230(문발동)
전화 031) 908-3181(대표)
팩스 031) 908-3189
홈페이지 http://ebook.kstudy.com
전자우편 출판사업부 publish@kstudy.com
등록 제일산-115호.(2000. 6. 19)

ISBN 979-11-6603-050-5 13510